치매를 이기는 뇌

치매에서 탈출한
사람들이 하고 있는 두뇌 운동법

치매를
이기는
뇌

  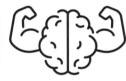

아사다 다카시 **지음** | 장윤정 옮김

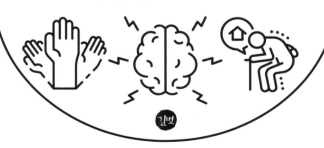

길벗

치매 그레이 존에서 탈출하는 사람과
치매로 가속화하는 사람은 어떤 점이 다를까?

60, 70대가 되면 누구나 건망증이 심해집니다. 빠른 사람은 40, 50대부터 건망증이 시작될 수도 있습니다.

'음, 있잖아, 저 배우……, 누구였더라?'
'간단한 단어인데 도무지 기억나질 않네.'
'어? 또 똑같은 물건을 사 왔어!'

치매 전문인 우리 병원을 찾은 60대 여성도 그중 한 명이었습니다. 10개들이 달걀 한 팩을 샀다는 사실을 잊어버리고 사흘간 연달아 달걀을 샀다가 나흘째 되던 날, 불안한 마음에 저를 찾아왔습니다. 진단 결과 그 여성은 치매가 아니었지만 뇌가 건강한 상태도 아니었습니다. '경도인지장애(MCI)'라고 불리는 상태였습니다.

경도인지장애(MCI)란 일상생활에 큰 지장을 초래하진 않지만, 본인이나 가족이 '요즘 들어 좀 이상하네.'라고 느끼는 여러 가지 이상 징후가 나타나는 상태를 말합니다. 정상적인 뇌와 치매 사이에 있는, 말하자면 '치매 그레이 존'입니다.

치매에 걸린 사람은 치매의 전 단계로 반드시 치매 그레이 존을 거치지만, 치매 그레이 존인 모든 사람이 반드시 치매로 진행되지는 않습니다. 그 상태를 유지하는 사람이 있는가 하면, 적절히 대응해 인지기능 저하를 완화하고 치매 진행을 늦추는 사람도 있습니다. 더욱이 기존 보고에 따르면 4명 중 1명은 건강한 뇌로 탈출(회복)할 수 있다고 합니다. 반면, 그대로 치매까지 진행해 버리는 사람도 있습니다. 즉, 치매 그레이 존이 '치매 예방의 골든 타임'입니다.

그렇다면 회복하는 사람과 치매로 진행되는 사람의 차이는 무엇일까요? 바로 이 질문이 이 책의 주제입니다.

인사가 늦었군요. 저는 치매 전문의 아사다 다카시입니다. 지금까지 40년 넘게 치매 치료와 예방, 연구 분야에 종사하며 2만 명 이상의 치매 환자를 만나왔습니다.

여러분은 '치매는 이상 증상을 자각하는 동안은 괜찮다.'라는 말을 들어본 적이 있습니까? 실제로 완전히 치매까지 진행된 사람은 대부분 자신이 치매에 걸렸다는 사실조차 자각할 수 없습니다. 그래서 좀 이상하다는 느낌을 자각하고 있으니까 아직 치매는 아니라 괜찮다고 대수롭지 않게 넘겨버릴 때가 많습니다. 하지만 '좀 이상한데……'라는 그 직감을 중요하게 생각하시길 바랍니다. 만약 그 느낌이 치매 그레이 존(MCI)의 신호라면 치매로 진행되기 전에 탈출해서 돌아올 마지막 기회일지도 모르기 때문입니다.

예전에 우리 병원을 방문했던 일본 대표 국민 배우가 이런 말을 한 적이 있습니다.

"치매라고 하면 '지성(知)'의 감퇴만 강조하려 드는데, 사실 '감정'도 무뎌집니다."

그분도 인지기능 저하를 겪고 있었는데, 정말 예리한 지적입니다.

흔히 인간의 정신 작용을 '의(意)·정(情)·지(知)'로 설명하는데, 치매는 이 3가지가 차례로 저하되는 병입니다. '의'는 의욕, '정'은 감정, '지'는 기억력입니다.

치매라고 하면 건망증으로 대표되는 '기억력 감퇴'에만 주목하기 쉽지만, 사실은 그보다 '의욕 저하'가 먼저 찾아옵니다. 마찬가지로 치매 그레이 존도 기억력 감퇴보다 '의욕 저하'가 먼저 시작됩니다.

의욕 저하의 핵심은 '귀찮음'입니다. '귀찮다'는 말을 자주 입에 올리고 무엇을 하든 귀찮아하며 집에 틀어박혀 멍하니 텔레비전만 본다면 위험 신호입니다. 결국 기억력 감퇴와 분노, 불안, 고독감에서 문제가 시작됩니다. 여러분과 소중한 가족의 뇌는 '귀찮은 상태'가 되어 있진 않나요?

치매 그레이 존에서 본격적인 치매로 진행되기까지 평균 7년 정도 걸린다고 합니다. '어? 좀 이상한데?'라고 느낀 후 7년의 유예 기간이 있다는 뜻이죠. 치매는 최근에서야 획기적인 치료제가 개발되어 새로운 희망이 보이기 시작했습니다만, 여전히 한 번 발병하면 돌이킬 수 없는 질병임은 틀림없습니다. 이 7년을 반드시 살려야 합니다.

이 책에서는 '정상 노화와 치매 그레이 존을 구분하는 방법'과 '치매 진행을 늦추는 대처법'을 구체적인 사례를 들어 설명합니다.

특히 3장부터 6장에 걸쳐, '치매 그레이 존에서 탈출하는 효과적인 방법'을 될 수 있는 한 많이 담았습니다. 이 책에 실린 모든 실천법은 치매 전문의로서 40년 넘게 쌓은 경험에서 얻은 해답입니다.

어렵게 생각할 필요는 없습니다. '이 정도는 할 수 있을 것 같아.' '재미있을 것 같다.'라고 생각하는 부분부터 시도해 보세요. 그것이 바로 치매 그레이 존에서 탈출하는 첫걸음입니다.

물론 40, 50대 이거나 아직 치매 그레이 존에 이르지 않은 독자들도 언제까지나 늙지 않는 뇌를 사수하는 데 도움이 되리라 믿습니다.

치매 전문의 아사다 다카시

목차

1장

치매로 가속화하는 사람 vs. 치매에서 탈출하는 사람

'뭔가 좀 이상하네......'라고 느낀 후 얼마나 빨리 대처하느냐가
탈출 성공의 관건. 일단 자가 진단으로 뇌의 상태를 확인해 보세요.

2장

치매 그레이 존 징후와 정상 노화의 차이

'의욕 저하', '기억력 감퇴', '감정'에서 시작된 대표적인
치매 그레이 존 징후와 정상 노화의 차이를 설명합니다.

3장

치매 그레이 존에서 탈출하는 '생활 습관'

도전, 변화, 삶의 보람, 고독 방지, 이타(利他). 탈출하는 데 필요한 '5가지 수칙'과 구체적인 대책을 치매 그레이 존 환자의 사례와 함께 소개합니다.

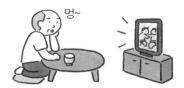

4장

치매 그레이 존에서 탈출하는 '운동 습관'

운동이 뇌에 좋은 의학적 근거와 습관화하기 쉬운 운동을 소개합니다.
근육뿐만 아니라 뇌 신경세포도 운동을 통해 재생됩니다.

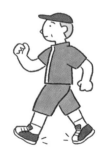

5장

치매 그레이 존에서 탈출하는 '식습관·수면 습관'

좋은 식사와 수면이 뇌의 쓰레기를 씻어 내는 이유를 설명합니다.
식사와 수면은 뇌를 건강하게 유지하는 기본 요소입니다.

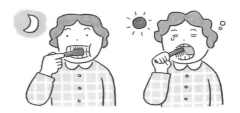

6장

치매의 '7대 위험 인자'

난청, 시력 저하, 잇몸병, 고혈압, 우울증……. 치매의 직접적인
원인이 되는 7가지 위험 인자와 예방법은 무엇일까요?

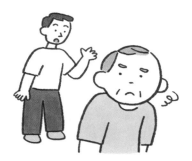

7장

치매 그레이 존에서 탈출하기 위해 가족이 할 수 있는 일

내 가족이 치매 그레이 존 환자라면 무엇을 어떻게 해야 할까요? 소중한
사람을 지키기 위해 알아야 할 '해야 할 일'과 '하지 말아야 할 일'을 알려줍니다.

현재 일본의 치매 환자는 500만 명을 넘어섰고, 치매 그레이 존(MCI : 경도인지장애)에 진입한 치매 예비군도 450만 명 이상이라고 합니다. 치매 그레이 존 단계에서 손을 쓰지 않고 방치한다면 5년 이내에 치매 예비군의 약 40%가 치매로 진행된다고 합니다.

하지만 적절하게 대처하여 치매에서 탈출하는 사람도 있습니다. 그 차이는 처음에 '내가 왜 이러지? 예전 같지 않아.'라는 찜찜함을 느끼느냐 못 느끼느냐입니다. 이 장에서는 그 찜찜함을 판단할 수 있는 기준인 인지기능 자가 진단 체크리스트를 준비했습니다. 치매 그레이 존에서 멋지게 탈출한 사람들의 이야기도 꼭 참고하세요!

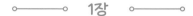

1장

치매로 가속화하는 사람
vs.
치매에서 탈출하는 사람

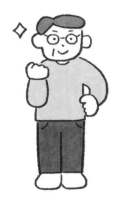

예전 같지 않다고 느낄 때가
치매 예방의 골든타임

치매에 걸리기 20년 전부터
시작되는 뇌의 병적 변화

여러분은 '치매' 하면 어떤 이미지가 떠오르나요? '어느 날 갑자기 들이닥치는 무서운 병', '언젠가 걸릴지도 모르는 병', '고칠 수 없는 병'. 이렇게 생각하고 있을지도 모르겠군요.

사실 치매에는 매일 하는 생활 습관이 큰 영향을 미칩니다. 치매는 고혈압이나 당뇨병 같은 생활습관병 중 하나로, 오랜 세월 동안 인지기능이 떨어지면서 발병하며 치매에 걸리기 무려 20년 전(80세에 치매에 걸린 사람은 60세)부터 뇌에서 병적 변화가 시작된다고 합니다.

다만 극히 초기 단계에서는 별다른 증상이 나타나지 않습니다. 다양한 위험 신호는 초기 단계를 넘어 치매 전 단계인 치매 그레이 존(MCI : 경도인지장애)에 이르러서야 나타나기 시작합니다. 예를 들면 깜빡깜빡하거나 물건을 잃어버리는 일이 늘어나고, 집중력이 떨어지며, 짜증이나 화내는 일이 많아지는 등의 증상이 있습니다.

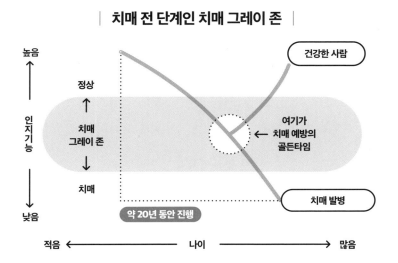

치매 전 단계인 치매 그레이 존

그리고 이런 증상이 나타나기 전 단계에 '의욕 저하'가 시작됩니다. 기억은 뇌의 측두엽에 있는 '해마'라는 기관이 담당합니다. 치매 그레이 존에 접어들면 이 해마의 기능이 약해지고 그 전에 전두엽 기능까지 퇴화하기도 합니다. 전두엽은 의욕을 불러일으키는 이른바 '뇌의 사령탑' 역할을 합니다. 이 전두엽의 기능 저하가 '의욕 저하'로 나타나는데 바로 이 시기가 치매 그레이 존이 시작하는 때입니다.

치매 그레이 존의 첫 번째 징후는 '귀찮아'라는 말을 자주 하는 것이므로, 이런 행동이 보인다면 주의 깊게 살펴봐야 합니다.

- ◦ 몸단장에 신경을 쓰지 않는다.
- ◦ 오랫동안 지속해 오던 취미를 갑자기 그만둔다.
- ◦ 사교적이었던 사람이 갑자기 외출을 귀찮아한다.

이러한 증상들은 극히 일부에 불과하지만, 이 모두가 '귀찮음'(=의욕 저하)의 징조일지도 모릅니다. 이 시기를 간과하면 다음과 같이 기억력 감퇴 및 감정과 관련된 문제가 눈에 띄게 나타나기 시작합니다.

- 가족이나 친한 지인의 이름을 혼동하거나 잊어
  버린다.
- 잔돈 계산이 서툴러졌다.
- 익숙하던 가전제품을 사용하기 어려워졌다.
- 짜증이나 화내는 일이 잦아졌다.
- 사소한 일도 혼란스러워한다.

이상을 느낀 후 병원을 찾을 때까지
평균 '4년'이 걸린다

○

안타깝게도 조금 이상하다고 바로 전문의를 찾는 사람은 지극히 드뭅니다. 생활습관병은 '조기 발견과 조기 대응'이 회복의 지름길이듯, 치매 역시 마찬가지입니다. 최근 연구에 의하면 뇌 신경세포는 나이와 상관없이 재생할 수 있다고 합니다. 더욱이 초기 알츠하이머병은 새로운 치료제(278쪽 참조)가 개발되면서 조기 발견이 더욱 중요해졌습니다.

하지만 현실은 어떤가요. 2021년 세계적 권위의 의학 학술지 《랜싯》에 따르면, 치매 환자가 처음 뭔가 이상하다고 느낀 뒤 전문 의료 기관을 찾기까지 평균 4년이나 걸린다고 합니다.

이 보고서는 전 세계 78건의 연구를 바탕으로 일반인 15만 명 이상과 치매 환자 6만 명 이상을 대상으로 분석한 신뢰도가 높은 자료입니다. 치매 환자가 병원 문턱을 넘기까지 4년이나 주저한다는 사실은 우리 치매 전문의에게는 충격적인 결과가 아닐 수 없습니다.

| 이상을 느낀다면 바로 전문의에게! |

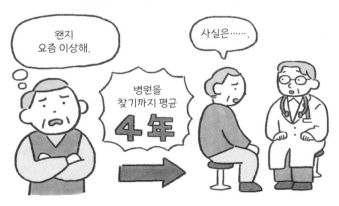

망설이는 사이 가속화하는 치매!

치매는 발병 원인에 따라 대표적으로 '알츠하이머병', '혈관성 치매', '루이체 치매', '전두측두엽 치매' 4가지 유형으로 나누지만, 종류와 상관없이 모든 치매는 방치하는 시간이 길어질수록 탈출(회복)이 어려워지기 때문입니다.

아마도 진료를 주저하는 이유는 '치매에 걸리면 내 인생은 끝', '치매라고 할까 봐 두려워.'라고 생각하기 때문일 것입니다. 하지만 거듭 강조합니다. 치매 그레이 존에서 적절히 대처한다면 치매를 늦출 수 있습니다. 심지어 치매에서 탈출할 가능성도 충분합니다. '어? 예전 같지 않아.'라고 느낀다면 치과에 가듯 가벼운 마음으로 치매 전문의를 한번 찾아가 봅시다. 이 시기가 '치매 예방의 골든타임'이라고 해도 과언이 아닙니다.

뇌의 건강 상태를 알 수 있는
MCI 자가 진단 체크리스트

    치매 그레이 존은 일상생활에 지장을 줄 정도는 아니지만 '어? 좀 이상하네?'라고 느끼는 상태입니다. 그래서 자각하기 힘들 때도 있습니다. 여기, 몇 가지 자가 진단 체크리스트를 준비했습니다. 짧은 시간에 할 수 있는 간단한 방법이지만 여러분과 소중한 가족의 뇌 건강 상태를 알 수 있습니다. 자신의 증상과 비교해 보고 치매 판단 기준으로 삼길 바랍니다.

| MCI 자가 진단 체크리스트 |
치매 그레이 존 체크 ① 징후 파악하기

○

제가 직접 만든 자가 진단 체크리스트입니다. 대표적인 치매 그레이 존의 대표 징후만 간추렸습니다. 조금도 어렵게 생각할 필요 없습니다. '최근 이런 증상이 좀 늘었지.'라고 생각하는 항목에 체크해 보세요.

☐ 무슨 일을 하려고 했는지 기억이 안 난다.

☐ 똑같은 말이나 질문을 반복한다.

☐ 약속을 잊은 적이 있다.

☐ 물건을 못 찾는 일이 늘었다.

☐ 하려던 일도 '이만하면 됐지.'라고 그만둬 버린다.

☐ 오랫동안 즐기던 취미에 흥미를 잃었다.

☐ 외출이 줄었다.

☐ 정리 정돈을 잘 못한다.

☐ 잔돈 계산이 서툴러졌다.

☐ 오늘이 몇 월 며칠인지 모를 때가 있다.

체크한 것이 3개 이상이라면 치매 그레이 존을 의심해야 합니다. 전문 의료 기관에서 정밀검사를 받아 보고 3장에서 소개할 '치매 그레이 존에서 탈출하기 위한 대책'을 실천해 봅시다.

치매 그레이 존 체크 ② 한 발 서기

○

앞에서 제시한 치매 그레이 존 징후 중 몇몇 항목에 해당하지만, '아니야, 그럴 리 없어, 난 아직 괜찮아.'라고 부정하는 독자를 위해 몸으로 체감할 수 있는 '한발 서기' 테스트를 준비했습니다. 눈을 뜬 상태에서 한 발로 얼마나 오랫동안 버티는지 확인해 보세요.

◆ **실시 방법**

　① 양발로 섭니다.

　② 아무것도 잡지 않고, 한 발로만 섭니다. 몸이 휘청거리는 사람은 곧바로 잡을 수 있도록 벽 옆에서 실시합니다.

③ 몸의 균형이 무너져 손으로 벽을 짚거나 발이 바
닥에 닿으면 테스트를 마칩니다.

| MCI 테스트 - 한 발 서기 |

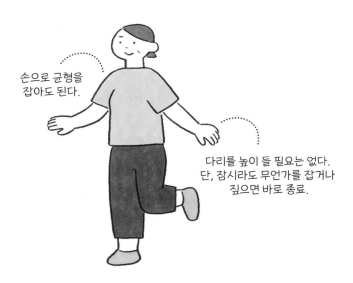

손으로 균형을
잡아도 된다.

다리를 높이 들 필요는 없다.
단, 잠시라도 무언가를 잡거나
짚으면 바로 종료.

한 발 서기 평가치

1등급	2등급	3등급	4등급	5등급
~15초	15.1~30초	30.1~84초	84.1~120초	120.1초~

※ 1, 2등급은 낙상 위험이 [높음], 3~5등급은 [낮음]

연령별 한 발 서기 평균 시간

전체 연령 평균	20대 이하	30대	40대	50대	60대 이상
136.7초	156.8초	151.8초	142.8초	124.4초	100.7초

(출처)「고연령 노동자의 신체 특성 변화에 따른 화재 위험 저감 추진 사업에 관한 조사 연구 보고서」(후생노동성)

◆ **결과 확인 방법**

어떻습니까? 여러분은 얼마나 오래 유지했나요?

기준은 20초입니다. 눈을 뜬 상태에서 20초 이상 한 발로 서있지 못한 사람은 치매 그레이 존을 의심해 봐야 합니다. 치매 전문의에게 진료 받기를 권합니다.

측정 방법이 너무 단순하다고 생각할지도 모르겠군요. 하지만 몸이 균형을 잡기 힘들어지는 것은 인지기능 저하와 깊은 관련이 있습니다.

실제로 교토대학에서 건강한 중·고령층(평균 67세) 1,387명을 대상으로 한 조사에 따르면, 한 발로 서서

20초 이상 유지하지 못한 사람은 자각 증상이 없어도 뇌혈관 질환이나 인지기능이 저하될 위험이 크다고 합니다.

참고로 한쪽 발로 서서 120초 넘게 유지한 사람은 50세 미만은 80%가 넘지만, 50대는 60%, 60대는 50% 이하까지 줄었다고 합니다.

치매 그레이 존 체크 ③ 시계 그리기

○

한 가지 더 해봅시다. 의료 기관에서 실시하는 인지 기능 검사에도 포함된 무척 간단한 검사 방법입니다. 종이와 펜을 준비해서 시계를 그려봅니다. 시공간 인지능력을 살펴보기 위해서 10시 10분 시계를 그려보는 것입니다.

치매 그레이 존에서도 치매에 꽤 근접한 사람은 눈(시각)으로 들어오는 정보를 처리하고 공간 전체의 이미지를 파악하는 기능(시공간 인지능력)이 크게 떨어집니다.

│ MCI 테스트 - 시계 그리기 │

10시 10분 시계를 그려보세요.

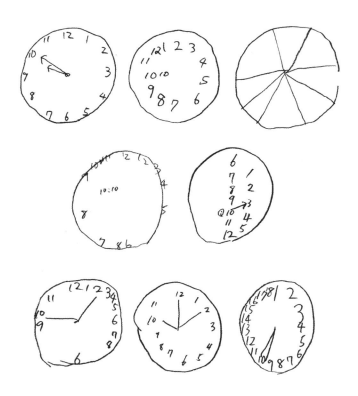

(출처) 고나가야 요코 외, 『알츠하이머병 환자의 시계 그리기 특징 - 양적·질적 평가에 따른 검토』(치매 개호 연구·연수 오사카 센터)

치매 그레이 존이나 치매 환자에게 "10시 10분을 나타내는 시계를 그려보세요."라고 주문하면 앞의 예시처럼 그립니다. 시계의 윤곽을 둥글게 그리지 못하거나 1에서 12까지의 숫자 배열이 고르지 못한 것이 특징입니다. 이런 경향이 보인다면 꼭 전문의에게 진료를 받아보세요.

여담이지만 〈굿 닥터〉라는 미국 드라마에서도 시계 그리기 검사가 나옵니다. 드라마 속 환자는 치매는 아니지만 뇌종양으로 생긴 단백질이 뇌에 영향을 미쳤고 역시 시계 그림의 숫자 간격이 고르지 않았습니다.

치매 그레이 존 체크 ④ 튤립, 여우, 비둘기 회전

○

마지막으로 손과 손가락을 이용한 '튤립, 여우, 비둘기 회전 테스트'를 소개합니다. 이 방법으로 뇌 두정엽의 기능을 확인할 수 있습니다.

두정엽은 공간 인식, 사물의 형태나 움직임을 인지하는 기능을 담당합니다. 두정엽에 이상이 생기면 길을 잃고 헤매거나, 리모컨 조작을 잘 못하거나, 옷을 제대로

입지 못합니다.(착의실행증) 앞에서 소개한 시계를 제대로 그리지 못하는 증상도 두정엽이 손상된 사례입니다.

두정엽이 손상되면 일단 '회전'하는 동작을 하기 힘들어집니다. 회전 테스트는 반드시 튤립, 여우, 비둘기 순으로 실행하세요. 테스트 순서는 간단한 차례대로 제시했습니다. 치매 그레이 존 환자에게 이 세 가지 테스트를 시험해 보면 절반은 어느 한 부분에서 막힙니다.

그림을 참고하면서 꼭 도전해 봅시다.

◆ **튤립 회전 테스트**

① 양손의 엄지손가락, 새끼손가락, 손목을 붙여 튤립 모양을 만듭니다.

② 튤립 모양을 그대로 유지한 채 양손을 뗍니다.

③ 왼손과 오른손을 서로 반대 방향으로 회전시키고, 왼손 엄지손가락과 오른손 새끼손가락, 왼손 새끼손가락과 오른손 엄지손가락을 붙입니다. 손을 돌리는 방향은 어느 쪽이든 상관없습니다.

| **MCI 테스트 - 튤립 회전** |

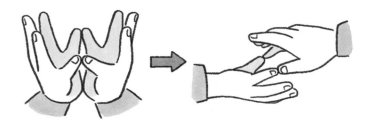

어떻습니까? 어렵지 않게 잘 따라 했나요? 그러면 다음은 여우입니다.

◆ **여우 회전 테스트**

① 오른손과 왼손 손가락을 접어 각각 여우 모양으로 만듭니다.

② 여우 모양을 만든 채로 왼손 집게손가락과 오른손 새끼손가락, 왼손 새끼손가락과 오른손 집게손가락을 붙입니다.

이때 양손 중 한 손의 여우 모양은 자기 몸쪽을 향하고, 다른 한 손은 바깥쪽을 향한 거꾸로 된 여우 모양이 됐을 것입니다. 그러나 두정엽 기능이 저하된 사람은 손을 회전시키지 못하기 때문에 여우 형태가 두 손 모두 자기 몸쪽, 혹은 바깥쪽을 향할 때가 상당히 많습니다.

| **MCI 테스트 - 여우 회전** |

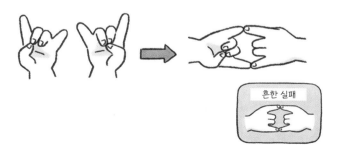

흔한 실패

◆ 비둘기 회전 테스트

① 가슴 앞에서 양손 손바닥을 펴서 손바닥이 안쪽을 향하게 합니다.

② 양 손바닥을 바깥쪽으로 돌리면서 양손을 교차합니다.

③ 양쪽 엄지손가락을 걸어 비둘기 모양을 만듭니다.

| MCI 테스트 - 비둘기 회전 |

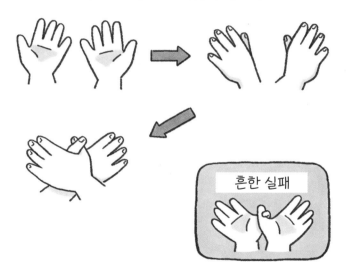

흔한 실패

뇌가 건강한 사람에게는 식은 죽 먹기보다 쉽겠지만, 이 비둘기 테스트도 인지기능이 떨어진 사람은 ②에서 손바닥을 몸쪽으로 회전시키지 못합니다. 비둘기 모양을 만들었더라도 손바닥이 바깥쪽을 향하는 사례가 무척 많습니다.

어떻습니까? 여러분은 세 가지 테스트를 모두 통과하셨나요?

치매 그레이 존에서 탈출하는 '철벽 방어형'

치매 그레이 존 진단 후 '또 하나의 골든타임'

○

치매나 치매 그레이 존을 진단받은 직후에는 누구나 충격에 빠집니다. 그래도 어느 정도 시간이 지나면 자신이 치매임을 인정하고 향후 대책을 생각하기 마련입니다. 사람에 따라 천차만별이지만 이 과정을 크게 다음 세 가지 유형으로 나눌 수 있습니다.

① 조기 발견 조기 절망형

일찍 발견했음에도 불구하고 큰 절망에 빠져 활력을 잃고 아무 대책도 세우지 않는 유형.

② 강한 부정형

자신이 치매나 치매 그레이 존이라는 사실을 인정하지 않고 아무 조치도 취하지 않는 유형.

③ 철벽 방어형

치매나 치매 그레이 존 진단을 받고 잠시 우울해하지만 '회복할 기회는 아직 있어.', '그레이 존 단계에서 알게 된 게 천만다행이야.'라고 생각을 바꾸고 탈출하기 위해 적극적으로 행동하는 유형. 주치의의 조언에 열심히 귀 기울이고 치매 관련 책을 읽거나 인터넷에서 정보를 수집하면서 징후에 대응.

철저하게 방어하는 자세야말로 탈출의 핵심

○

이 세 가지 유형 중 치매로 진행되기 가장 힘든 유형
은 여러분도 짐작하다시피 '철벽 방어형'입니다.

│ 진단 후 대표적인 세 가지 유형 │

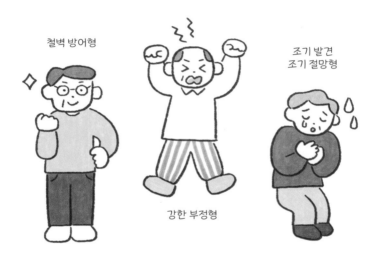

철벽 방어형

강한 부정형

조기 발견
조기 절망형

《월간 아사히》의 부편집장을 맡고 있던 야마모토 도
모후미(71세, 남성) 씨도 그중 한 명입니다. 야마모토 씨
는 60세를 넘길 무렵부터 업무 실수를 반복하게 되었다

고 합니다. 취재 일정을 중복해서 잡는 등 이전 같으면 절대 하지 않을 실수를 하자 이를 계기로 병원을 찾았습니다. MRI와 뇌 혈류 검사를 통해 치매 그레이 존으로 판명되었습니다.

그 후, 야마모토 씨는 '치매 그레이 존에서 반드시 탈출하고 말겠어!'라는 각오로 인지력 향상을 위해 운동 요법과 식사 요법, 음악·미술 요법, 온라인 게임을 이용한 두뇌 훈련 등 대처법을 지도해 주는 데이케어센터*에 다니기 시작했습니다.

65세에 퇴직하고 프리랜서가 된 후에는 멍하니 텔레비전만 보는 생활은 피하고, '이 시간에는 이 일을 한다.'라는 규칙적인 습관을 가지려 노력했습니다. 그리고 사람들과 교류를 의식적으로 늘렸다고 합니다. 그 결과 인지기능이 건강한 상태로 되돌아왔습니다. 오랜 시간을 들여 탈출에 성공한 것입니다. 그는 치매 그레이 존 진단을 받은 지 10년이 지나 71세가 된 지금도 왕성한 활동을 이어가고 있습니다.

---

* 　데이케어센터 : 우리나라의 주간보호센터에 해당함. 주간보호센터는 낮 동안 돌봄이 필요한 노인에게 재활과 건강 증진 서비스를 제공한다. - 역주

치매 그레이 존에서 탈출하는 '나잇값 하지 않는 생활 방식'

'나잇값'에서 자유로워지자

○

야마모토 씨는 치매 그레이 존에서 탈출하는 최고의 열쇠는 '지속적인 자기관리'뿐이라고 말합니다. 덧붙여 "즐기면서 할 수 있었던 점이 자기관리를 지속할 수 있었던 가장 큰 비결이었다."라고 합니다. 야마모토 씨의 말을 잊지 맙시다. '즐거움'은 자기관리를 지속하는 데 무척 중요한 키워드입니다.

저는 항상 강연회에서 "60세가 넘으면 나잇값 하지 말고 삽시다."라고 말합니다. 예를 들어, 60세가 넘어 근력 운동을 시작하려고 하면 주변 사람들은 나이 든 사람이 그런 운동을 하면 무릎을 다치거나 골절될 위험이 있으니까 그만두는 편이 좋다고 말립니다. 그러나 실제로는 골절이 두려워 아무것도 하지 않기보다는 무리하지 않는 범위 내에서 운동하는 편이 다리와 허리 단련에 좋습니다. 그뿐 아니라 뇌가 자극받아 치매 예방에도 효과가 있습니다.(143쪽 참조)

나잇값 하지 않는 생활 방식은 3장에서 자세히 소개하겠지만, 여하튼 세상 사람들에게는 '나이 든 사람은 이러해야 한다.'라는 편견이 있어 그 틀에서 벗어난 행동을 하면 심하게 비판받고는 합니다. 옷차림이든 화장이든 연애 감정이든 모두 마찬가지입니다. 하지만 나이에 연연하지 않는 생활이야말로 후회 없고 건강한 100세 시대를 맞이할 수 있는 비결입니다.

사진집이 가르쳐 준 삶의 지혜

○

이 사실을 일깨워 준 계기가 A씨(88세, 여성)의 사진집이었습니다. 제 환자 중 한 명인 A씨는 병원에 왔을 때

이미 치매가 발병되었고, 회복이 어려운 상태였습니다. 그러나 치매 환자에게 흔히 보이는 '기분이 가라앉는 우울감이나 불안·초조, 폭언·폭력'을 동반한 증상이 거의 없었고 언제나 웃는 얼굴로 생활했습니다. 저는 A씨 딸이 가까이에서 밤낮으로 극진히 돌보았기 때문이라고 생각합니다.

그런 딸이 A씨를 위해 사진집을 기획 제작했습니다. 《반짝반짝 88 — 딸들의 기모노를 입고 —》라는 사진집입니다. 제목 그대로 88세가 된 A씨가 화사하고 풋풋한 기모노 차림으로 곱게 화장하고 환하게 미소를 지으며 찍은 사진이 가득 실려 있습니다. 저는 A씨 딸의 부탁으로 사진집 후기에 다음과 같은 글을 기고했습니다.(앞부분 생략)

흔히 나이는 숫자에 불과하다거나, 노년기를 충실하게 보내야 한다고들 말합니다. 그럼 우리는 무엇을 하면 좋을까요? 참 어려운 질문입니다. 그 해답을 곰곰이 생각해 보면 타인에게 인정받는 것, 나의 존재를 알리는 것이라고 생각합니다. 그러기 위해서는 언뜻 보기에 나잇값도 못 하는 일을 해야 합니다.

'나잇값도 못 한다.'라는 말에는 지금까지의 상식이나 관습에 대한 집착이 녹아 있는 것 같습니다. 나잇값을 하지 않으려면 어떻게 해야 할까요? 그 기본은 젊은 시절부터 좋아했던 일, 자신 있는 분야에 빠져드는 것입니다. 스포츠, 노래, 악기 연주, 멋 내기 등 취미와 장점을 수동적인 자세가 아니라 직접 만들고 연출해 보는 방법입니다.

그렇지만 보고 따라 할 본보기가 적어 난감하지요. 바로 A씨의 사진집이 적절한 본보기입니다. 88세에도 여전히 생기 넘치는 아름다움을 지금까지의 상식을 뒤엎는 의상, 머리 모양, 화장을 통해 표현했습니다.

기억해야 할 점은 이러한 도전을 통해 어머니에게 활력을 불어넣으려 사진집을 기획하고 펴낸 딸의 진실한 마음입니다. 모녀간의 사랑과 연대로 이렇게 훌륭한 작품집이 탄생했습니다. 100세 시대인 오늘날, 모두가 '늙음(老)'이라고 말하는 인생 후반전도 보람과 열정을 가지고 살고 싶습니다. 이 바람을 얼핏 보기엔 '나잇값도 못 하는 행동'으로 시각화한 작품이 이 사진집입니다.

사진집 《반짝반짝 88 ― 딸들의 기모노를 입고 ―》

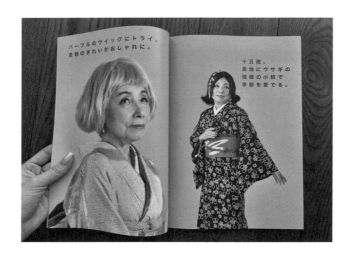

60세가 넘으면 나잇값 하지 맙시다. 옷차림이든, 화장이든, 삶의 방식이든, 무엇이든 상관없습니다. 지금껏 '상식'이라고 생각해 왔던 일들은 일단 잊어버리고, 자신이 하고 싶은 일이 있다면 설령 상식의 틀에서 벗어날지라도 주변 눈치 보지 말고 도전해 봅시다.

때로는 상식에서 벗어나는 일에 도전하는 것이 뇌에 신선한 활력을 불어넣습니다. 하고 싶은 일에 도전한다는 생각만으로도 뇌는 활성화되고, 치매나 치매 그레이 존에서 탈출하는 데 도움이 됩니다. 치매 그레이 존에서 탈출하는 생활 습관은 3장에서 자세히 설명하겠습니다.

'사람 만나기가 귀찮아.'

'있잖아, 저 사람 누구였더라?'

'어? 지갑을 또 어디에 뒀는지 모르겠네…….'

몸단장, 기억력, 대인관계, 취미생활, 가전제품 조작, 돈 계산 등 일상생활 전반에서 치매 그레이 존 징후가 나타납니다.

'이거, 꼭 내 얘기 같은데…….'

'그러고 보니 부모님도 이랬던 것 같아.'

이런 생각이 들더라도 두려워하지 마세요.

아직 늦지 않았습니다.

정상 노화와 치매 그레이 존의 차이점도 꼭 주목해 주세요.

2장

치매 그레이 존 징후와
정상 노화의 차이

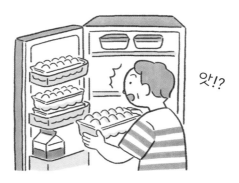

앗!?

치매 그레이 존의
첫 번째 징후 '귀찮음'

'귀찮음'을 간과하면
본격적인 치매로 가속화한다

○

치매 증상이라고 하면 보통 '기억력 감퇴'에만 주목하지만, 사실 치매의 시작은 '의욕 저하'입니다. 하지만 기억력보다 '의욕'이 먼저 떨어진다는 사실은 의외로 잘 알려지지 않았습니다.

의욕 저하의 첫 번째 징후는 '귀찮음'입니다. 치매 전단계인 치매 그레이 존(MCI : 경도인지장애)도 이 '귀찮음'부터 시작됩니다. 우리가 생각하거나(사고), 열정을 갖

'귀찮음'은 전두엽 기능 저하의 징후

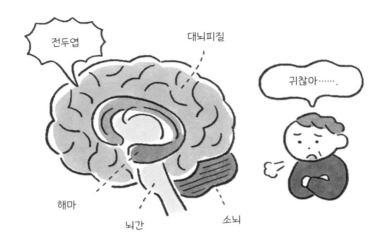

거나(의욕), 일을 척척 해내는 것(판단력, 집중력, 주의력)은 이마 안쪽에 있는 '전두엽'의 활발한 활동에서 시작됩니다.

그런데 이 전두엽 기능이 심각하게 손상되면 '귀찮음'이 발생합니다. 전두엽 기능이 떨어지면 만사가 귀찮아지고 지금까지 당연하게 해 오던 일들을 할 수 없게 됩니다. 즐기던 취미, 일·가사·육아처럼 살아가는 데 중요한 일들, 심지어 양치질과 같은 오랜 습관조차 귀찮아져 '지금 안 닦아도 되겠지.', '나중에 하면 되지.' 하고 미루게 됩니다.

'귀찮음(의욕 저하)'이 위험 신호임을 간과하고 방치하면 결국 뇌에서는 기억을 관장하는 '해마'라는 부위가 위축되기 시작합니다. 해마가 위축되면 '기억력 저하'가 급격하게 진행되고, 동시에 불안이나 우울, 공황장애와 같은 증상이 나타나기 시작하며 그대로 방치하면 본격적인 치매로 접어듭니다. '귀찮음'이 시작될 때 치매 그레이 존을 발견하여 대처한다면 탈출 가능성을 높일 수 있습니다.

정상 노화와 치매 그레이 존은
어떤 점이 다를까?

○

2장에서는 '귀찮음(=의욕 저하)'에 동반하는 증상과 '기억력 감퇴'로 발생하는 증상, 그리고 인지기능 저하에서 비롯된 정서적 문제로 나누어 설명하려 합니다. 그것은 바로 치매 그레이 존 증상을 책 서두에서 이야기한 '의·정·지'의 관점에서 풀어나가는 것이기도 합니다.

여러분이 치매를 좀 더 자기에게 닥칠 수 있는 일로 생각하도록, 지금까지 제가 접한 수많은 치매 그레이 존 사람들의 이야기도 되도록 알차게 담았습니다. 자신이나 가족에게 적용해 보세요. '그러고 보니 요즘 이런 행동을 하는 것 같아.', '이건 꼭 우리 부모님인데!' 이런 생각이 드는 항목이 여러 개 있다면 3장 이후에 소개할 치매에서 탈출하기 위한 대처법을 오늘부터 시작해 봅니다. 그와 함께 즉시 치매 전문의를 찾아 진료도 받아 보세요.

　단, 인지기능 저하는 정상 노화에서도 나타날 수 있습니다. 그렇다면, 치매 그레이 존이 시작되었는지는 어떻게 알 수 있을까요? 이는 무척 중요한 포인트이므로, 앞으로는 노화에 따른 정상적인 변화와 치매 그레이 존이 의심되는 징후와의 차이점도 더 자세히 다루겠습니다.

사교적이던 사람이 갑자기 외출을 귀찮아한다

정상 노화와 치매 그레이 존의 차이

○

아무리 사교적인 사람도 나이가 들어 허리와 다리가 약해지면 외출 횟수가 줄어들기 마련입니다. 그렇지만 여전히 정기적으로 단골 가게를 찾거나 친한 친구들을 만나서 수다를 떱니다. 그런 일상을 즐기고 있다면 정상 노화의 범위입니다.

B씨(82세, 여성)도 처음에는 그랬습니다. 평소 명랑한 성격인 B씨는 가족이나 친구와 함께 떠나는 여행을 매우 좋아했습니다. 80세를 넘기면서 무릎에 통증이 시작됐지만 매달 한 번씩 친구들과 만나는 점심 모임은 빠지지 않고 참석했습니다. 그런데 반년쯤 전부터 이 모임을 거절하기 시작했습니다. 심지어 점심 모임과 관련된 전화조차 받지 않았습니다. 걱정된 남편이 왜 안 나가느냐고 자초지종을 묻자, 사람 만나는 게 귀찮다고

대답합니다. 친구들과 다투지 않았는데도 밖에 나가는 것조차 귀찮아하며 집에 칩거하게 되었습니다. B씨처럼 원래 사교적이던 사람이 타인과의 소통을 "귀찮다."라고 말하기 시작하면 치매 그레이 존 전조 증상일 가능성이 있습니다.

가족의 인지 포인트

○

핵심은 '원래 어떤 사람이었는가?'라는 점입니다. B씨처럼 '원래 사교적이었던 사람이 갑자기 집에만 있게 되었다.'는 식으로 원래 성격에서 행동이 돌변한다면 위험 신호로 봐도 좋습니다.

또 새해마다 부지런히 새해 인사를 돌리던 사람이 정년 퇴직한 후 갑자기 "내년부터는 새해 인사도 그만 해야겠어."라고 선언하는 사례도 치매 그레이 존의 '귀찮음' 증상입니다. 예전에는 어김없이 '무탈하시죠? 꼭 한 잔합시다.'라는 말을 덧붙였는데, 이 한마디 하기가 귀찮아서 새해 인사를 안 하거나 하더라도 시간이 오래 걸립니다.

"왜 새해 인사 안 해?"라고 물으면 "이제 은퇴도 했으니 그만 하려고."라며 그럴듯하게 변명하곤 합니다. 그러나 십중팔구는 그저 '귀찮은 마음'이 솔직한 심정입니다.

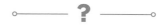

의욕 저하에 따른 증상 ❷

사람을 만날 때마저도 외모 관리가 귀찮다

정상 노화와 치매 그레이 존의 차이

원래부터 성격상 매일 아침 화장하기를 귀찮아하거나 면도할 시간에 좀 더 자고 싶어 하는 사람도 있습니다. 특히 퇴직한 후에는 집에서 지내는 날이 많아지면서 외모 관리에 소홀해지기 쉽습니다. 그렇더라도 사람들 앞에 나설 때만큼은 깔끔하게 몸단장한다면 정상 노화에 속합니다. 이와 반대로 예전과 달리 사람들 앞에서도 맨얼굴이거나 수염을 아무렇게나 막 기른 채로 태연하게 지낸다면 치매 그레이 존이 의심됩니다.

예를 들어 C씨(78세, 남성)는 젊은 시절부터 유난히 몸단장에 신경을 썼습니다. 동네 편의점에 갈 때조차 말끔하게 머리를 손질하고 면도했으며 옷도 깔끔하게 갖춰 입어 언제 누가 보더라도 민망하지 않도록 몸단장에 정성을 쏟을 정도였습니다.

그런데 70대 중반을 넘길 무렵부터 "잠깐 물건만 사러 가는 거니까 면도 같은 건 안 해도 돼."라고 말하기 시작하더니 어느 순간부터는 부스스한 머리에 운동복 차림 그대로 외출하게 되었습니다. 예사롭지 않다고 느낀 딸이 불안한 마음에 내과 주치의와 상담하여 치매 전문 병원에 찾아왔습니다.

아무렇게나 자란 수염, 부스스한 머리도 그레이 존의 징후

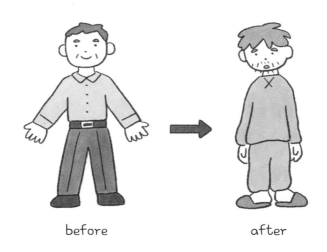

before   after

가족의 인지 포인트

○

C씨처럼 '원래 모습과 달라지는 변화'는 가족이 인지하기 쉬운 가장 큰 특징입니다. 초여름에 겨울옷을 입고 있거나, 정장과 평상복을 뒤섞어 입기도 합니다. 더러는 냄새와 같은 오감도 둔해지기 때문에 잘 씻지 않

고 속옷을 매일 갈아입지 않는 등의 변화도 자주 관찰
됩니다.

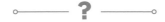

오랜 취미나 배움에 갑자기 흥미를 잃는다

정상 노화와 치매 그레이 존의 차이

○

퇴직한 후 "건강을 위해 스포츠 센터에 다니기 시작했
습니다.", "두뇌 활성을 위해 글쓰기를 합니다."라고 말해
놓았건만 3개월도 채우지 못하고 그만두는 일은 흔합
니다.

나이가 들면 집중력도 떨어지기 때문에 이와 같은 작
심삼일은 어쩔 수 없는 일입니다.

치매 그레이 존인 사람의 특징은 오랜 세월 해 온 취
미나 배움에 갑자기 흥미가 떨어져 버린다는 점입니다.

30년 가까이 일본 전통 꽃꽂이 사범으로 활동해 온 D씨

(67세, 여성)는 40명 넘는 제자들을 지도하고 있었습니다. 육아 중에도 남다른 열정으로 전문성 향상과 제자 양성에 힘써 왔습니다. 그런데 반년쯤 전부터 주위 사람들에게 "제자들 지도하기가 짜증스러워.", "꽃꽂이해도 즐겁지 않아."라고 토로하곤 했습니다. 이런 상태를 걱정한 가족이 병원으로 데려와 치매 그레이 존 진단을 받았습니다.

가족의 인지 포인트

○

다른 사례로는 젊었을 때부터 밤을 새워가며 마작*을 하던 70대 남성이 갑자기 마작을 그만둔 일도 있었습니다. 아내가 "두뇌 운동이 되니까 좀 더 하는 게 좋잖아."라고 거들자 "네 사람 채우는 일이 번거로워."라고 대답했다고 합니다. 그야말로 '귀찮음'이 시작되는 전형적인 사례입니다.

---

* 마작(麻雀) : 네 사람이 테이블에 둘러앉아 글씨나 그림, 숫자가 새겨진 136개의 패를 가지고 짝을 맞추는 게임. 처음에 패를 보이지 않게 쌓은 후 각자 13개씩 패를 뽑고 시작하여 차례가 돌아올 때마다 새로 패를 하나씩 뽑은 후, 가지고 있는 14개의 패 중 하나를 버리는 방식으로 게임이 진행된다. - 역주

그 밖에도 자신이 목표한 거리(또는 걸음 수)만큼 걷기가 당연한 하루 일과이던 사람이 어느 날을 기점으로 그만두는 경우도 주의해야 합니다. 이처럼 오랜 세월 계속해 온 취미나 배움에 갑자기 흥미를 잃어버리는 모습이 보인다면 치매 그레이 존을 의심해도 좋습니다.

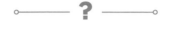

정서적 문제에 따른 증상 ❶

강매 사기나 로맨스 스캠에 걸려들기 쉽다

정상 노화와 치매 그레이 존의 차이

사기를 당한 부모님을 모시고 아들과 딸이 상담하러 오는 경우도 꽤 많습니다. 이를테면 가족에게 온 전화라고 믿고 돈을 송금해 버리는 '보이스피싱'이 대표적입니다. 가족들은 한결같이 "똑 부러진 엄마가 이런 사기에 걸려들다니, 치매가 틀림없습니다."라고 하소연합니다. 그러나 이런 생각은 큰 오해입니다. 왜냐하면 보이스피싱 같은 특수 사기는 교묘한 속임수를 쓰는데, 상대방(사기꾼)이 지시하는 대로 성실하게 실행하는 것은 치매는 말할 것도 없고 치매 그레이 존에서도 너무 어려운 일입니다. 반대로 말하면 보이스피싱에 걸려들 정도라면 아직 뇌가 제대로 작동하고 있다는 증거입니다. 정상 노화에 해당한다고 볼 수 있습니다.

치매 그레이 존 사람이 걸려들기 쉬운 사기는 그보다는 단순한 '강매 사기'입니다. 집으로 찾아와 살갑게 구는 방문 판매원의 말에 넘어가 고가의 물건을 사거나, 가지고 있는 귀금속을 싼값에 팔게 하는 '매입 사기' 피해도 종종 있습니다.

최근에는 로맨스 스캠(외국인으로 속인 사기꾼이 만남 사이트나 SNS를 통해 이성에게 접근하여 호감을 산 뒤 돈을 갈취하는 범죄)에 걸려든 사람도 늘고 있습니다. 우리 병원에서도 대기실에서 환자들끼리 수다를 떨다가 "그거 사기 아니야?"라고 주위 사람이 먼저 눈치채 사기에서 벗어난 예도 있습니다.

치매 그레이 존에서는 '상품 강매 사기'에 주의

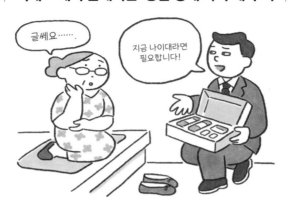

가족의 인지 포인트

○

강매 사기는 부모님 앞으로 고가의 상품이 줄지어 도착하거나 청구서나 독촉장이 잇달아 발송되면서 가족들이 처음 알게 되는 경우가 많습니다. "엄마, 이거 사기야."라고 말해도 당사자는 강하게 부정합니다.

환자 중에는 "가족들은 내 이야기를 조금도 귀담아들어 주지 않지만, 그 사람(사기꾼)은 3시간이나 내 이야기를 자기 일처럼 들어줬어요."라며 울음을 터트린 여성도 있었습니다.

여러분의 남편은, 부인은, 부모님은 외로워하지 않습니까? 가족의 외로움을 잘 살피는 배려심도 사기 예방에 중요한 요소입니다.

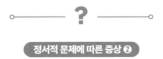

정서적 문제에 따른 증상 ❷

분노나 짜증을 쉽게 느끼고 조절하기가 힘들다

정상 노화와 치매 그레이 존의 차이

○

나이가 들면 누구나 짜증이나 화가 나기 쉽습니다. 노화가 진행되면서 감정을 조절하는 뇌의 전두엽 기능도 약해지기 때문에 이는 자연스러운 반응입니다. 특히 현역 시절 나름대로 높은 지위나 직책을 맡았던 남성은 퇴직 후 젊은 사람들에게 평범한 아저씨로 취급받으면 무시당한 것 같아 화가 나곤 합니다. 이는 스스로 느끼는 낮아진 자존심과 주위 사람들이 나를 무시하는 듯한 태도와 밀접하게 연관되어 있습니다.

일반적으로는 이런 일로 화가 나도 말이나 행동으로 표현하지 않습니다. 그러나 치매 그레이 존이라면 감정에 제동이 걸리지 않아 때와 장소, 상황을 가리지 않고 큰 소리로 고함치거나 때때로 폭력을 쓰기도 합니다. 뇌 기능이 단순 노화 현상의 범위를 넘어서까지 저하되었기 때문에 스스로 통제할 수 없게 되는 것입니다.

E씨(69세, 남성)도 비슷한 경우였습니다. 아들 가족과 함께 레스토랑에서 식사하던 중, 5살 손자가 좋아하는 감자튀김에 케첩이 나오지 않았다며 화를 내고 큰 소리로 책임자를 불러 호통을 친 끝에 사과를 받아냈다고 합니다. 진료 중 직접 자랑스럽게 말씀하셨던 터라 틀림없는 사실입니다.

동석했던 아들이 "아버지는 평소에 인자하셨는데, 지금은 걸핏하면 화를 내는 바람에 할아버지 바라기였던 손자도 할아버지 옆에는 가려고 하지도 않습니다."라며 눈물을 떨구던 모습이 잊히지 않습니다.

가족의 인지 포인트

○

원래 성격이 거친 사람은 제쳐 놓더라도, 나이가 들면서 거칠게 화를 내는 언행이 계속된다면 위험 신호로 보면 되겠습니다. E씨처럼 아예 성격이 변한 듯 보이는 사람도 있습니다.

다만, 치매 그레이 존이 아니더라도 정신면에서 어떤 문제가 있을 수 있으니 주의해야 합니다. 예를 들어 스트레스에서 오는 '노년기 우울증'(233쪽 참조) 증상으로 갑자기 화를 내는 일도 있습니다.

?

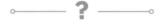

정서적 문제에 따른 증상 ❸

공황 상태에 빠지면 대처하기가 힘들다

정상 노화와 치매 그레이 존의 차이

○

나이가 들수록 인지기능이 저하되어 공황 상태에 빠

지기 쉽습니다. 그렇더라도 순간 당황했지만 곧바로 침착해질 수 있다면 크게 걱정할 필요는 없습니다.

예를 들어 항상 왼쪽 주머니에 넣고 다니던 스마트폰이 없다는 사실을 알고 놀랐을 때 여러분은 어떻게 하시겠습니까? 오른쪽 주머니나 가방 등을 순서대로 찾아본다면 괜찮습니다.

그에 반해 치매 그레이 존에서는 예상치 못한 사태가 발생하면 머릿속이 새하얘져 차근차근 생각하지 못하곤 합니다. 침착하자고 생각하면 할수록 혼란스러워하며 같은 곳만 뒤지다 "없어, 없어, 어디 갔지?"라며 공황 상태에 빠집니다. 뇌의 전두엽은 판단력도 관장하기 때문에 전두엽 기능이 떨어지면 갑자기 생긴 돌발 상황에 대처하거나 감정을 조절하지 못하게 됩니다. 이것이 공황 상태입니다.

치매 병원에 다니던 60대 환자가 출장지에서 길을 잃고 공황 상태에 빠진 적이 있었습니다. 약속 시간까지 얼마 남지 않은 터라 어떻게 하면 좋을지 몰라 머릿속이 하얗게 질려 같은 길만 왔다 갔다 했다고 합니다. 우연히 지나가던 한 여성이 "무슨 일 있으세요?"라고 물어봐 준

덕분에 사정을 설명하고 겨우 침착해졌다고 합니다.

뇌의 기능이 정상이라면 상대방에게 전화를 걸어 조금 늦는다고 전하거나 주변 사람들에게 목적지를 물어보는 등 얼마든지 해결책을 찾아냈겠죠. 하지만 치매 그레이 존에서는 '어떡하지, 어떡하지?'라는 걱정만 머릿속에 가득 차 해결책을 생각해 내지 못합니다.

│ 머릿속에는 '어떡하지'라는 생각으로 가득 참 │

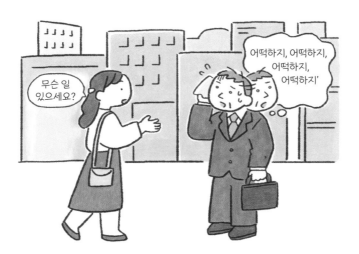

가족의 인지 포인트

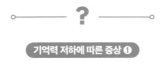

치매 그레이 존이라면 어떤 순간에 공황 스위치가 켜질지 알 수 없습니다. 하지만 공황 상태에 빠지는 이런 상황은 건강한 뇌를 가진 사람은 이해하기 어려운 면이 있습니다.

'왜 이런 일로 안절부절못하지?', '대처하면 될 일인데.' 이렇게 생각해 온 일에 공황 증상이 반복해서 나타난다면 치매 전문의에게 진료를 받아 보세요.

?

기억력 저하에 따른 증상 ❶

계산하기가 힘들다

정상 노화와 치매 그레이 존의 차이

물건을 사러 갔는데 계산대에서 "3,750원입니다."라고 했다고 가정해 봅시다.

이때 좀 허둥대더라도 지갑에서 천 원짜리 지폐 3장, 백 원짜리 동전 7개, 십 원짜리 동전 5개를 꺼내서 계산한다면 정상 노화로 문제가 없습니다.

반면 치매 그레이 존에서는 주의력과 집중력이 떨어지므로 지갑에서 돈을 꺼내는 도중 '어? 방금 얼마 냈더라?', '백 원짜리 동전은 몇 개 꺼내면 되지?'라는 식으로 계산하는 과정을 잊어버리게 됩니다. 돈을 정확하게 내려면 상상 이상으로 뇌를 풀 가동해야 하는 것이죠.

계산대에서 물건값을 잔돈까지 맞춰 내지 못한 경험을 한 후에는 결국 지폐만 내게 됩니다. 귀찮다는 생각과 망신당했다는 심리적 충격으로 몇백 원밖에 하지 않는 물건에도 만 원짜리 지폐만 꺼내는 사람도 있습니다.

최근에는 대부분 상점에서 신용카드나 스마트폰 등으로 결제할 수 있습니다. 결제 방법만 익히면 신용카드나 스마트폰 결제가 더 편합니다. 하지만, 익숙지 않은 일이 귀찮아서 현금으로만 계산하는 모습도 치매 그레이 존에서 자주 보이는 특징입니다.

뒤에 줄을 선 사람을 의식해 잔돈 계산을 포기하고

만 원짜리 지폐를 냈다면 문제가 되지 않습니다. 오히려 주변 사람을 배려할 수 있다는 점은 뇌가 제대로 작동하고 있다는 증거입니다.

| 왜 여기저기 잔돈이 굴러다니지? |

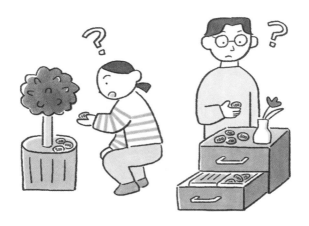

가족의 인지 포인트

o

물건을 사고 돌아올 때마다 지갑이나 주머니가 잔돈으로 가득차 빵빵하다면 주의해야 합니다. 지갑이나 주머니에서 나온 수많은 동전이 집안 여기저기에서 발견

되기도 합니다.

치매 그레이 존에서는 자신이 느끼는 이상 징후를 들키고 싶어 하지 않습니다. 그래서 가족들이 "엄마, 이 동전들 뭐야?"라고 묻더라도 "손주 세뱃돈으로 주려고."라고 대답하거나 "동전 모으기"라는 식으로 둘러대는 경우가 많으니, 주의 깊게 살펴봅시다.

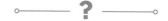

기억력 저하에 따른 증상 ❷

스토리를 기억하지 못해 드라마를 보지 않는다

치매 그레이 존의 징후

○

TV 드라마를 무척 좋아하는 F씨(74세, 여성)는 특히 일일 드라마를 어릴 적부터 하루도 거르지 않고 시청해왔습니다. 그런데 70세가 지났을 무렵부터 일일 드라마를 보는 도중에 채널을 돌리기 시작했고 급기야 텔레비전은 트로트 음악 프로그램만 보게 되었습니다.

F씨와 같은 변화는 치매 그레이 존에서 흔히 보이는 증상입니다. 일일 드라마는 지난 이야기를 기억하고 있어야 다음 전개를 즐길 수 있습니다. 하지만 치매 그레이 존인 사람은 지난 내용이 가물가물해 드라마 전개를 따라가기가 어려워집니다. 반면, 트로트 프로그램은 아무 생각 없이 우두커니 볼 수 있습니다. 기억할 필요가 없어서 부담 없이 시청할 수 있죠.

단, 단막극이라면 치매 그레이 존에 있더라도 즐길 수 있습니다.

가족의 인지 포인트

○

이런 변화를 이상하게 생각한 가족이 "드라마는 왜 안 봐?"라고 물으면 "요즘 드라마는 재미없어."라고 대답하는 사람이 많습니다. 그러나 상황을 모면하기 위한 핑계일 뿐 사실은 이전 스토리를 기억하지 못해 '무슨 이야기인지 모르겠다.', '재미없다.'라고 느끼는 경우가 무척 많습니다. 말속에 숨겨진 진심을 헤아려 볼 필요가 있습니다.

기억력 저하에 따른 증상 ❸

갑자기 가전제품을 사용하기가 힘들다

정상 노화와 치매 그레이 존의 차이

○

나이가 들면 젊었을 때는 손쉽던 가전제품 조작도 어려워지기 마련입니다. 세탁기를 예로 들어봅시다. 최근까지 무난하게 사용해 왔는데, 노안이 되거나 손의 섬세한 움직임이 둔해지면 조작 단추를 잘못 누르는 실수를 하기 쉽습니다. 그래도 차분하게 일단 전원을 끄고 다시 시작 버튼을 눌러 작동시킨다면 잠시 머뭇거렸더라도 정상 노화로 봅니다. 반면, 버튼을 잘못 누른 것조차 알아차리지 못하거나, 알아차렸더라도 실수를 바로잡지 못한 채 세탁을 포기하게 된다면 치매 그레이 존이 의심됩니다.

일찍 부인을 떠나보내고 혼자 생활하고 있는 G씨 (67세, 남성)는 공무원으로 정년 임기를 마쳤고, 이후에 재취업하여 65세까지 손에서 일을 놓지 않았던 무척 성실한 분이었습니다.

G씨가 은퇴하고 2년이 지난 어느 여름, 무더운 날의 일입니다. 근처에 사는 딸에게 집 에어컨이 작동하지 않는다며 연락한 것입니다. 아버지가 열사병이라도 걸리면 큰일이라고 생각한 딸은 서둘러 G씨의 집으로 갔습니다. 그런데 딸은 G씨의 행동을 보고 화들짝 놀랍니다. G씨가 TV 리모컨을 들고 에어컨을 향해 필사적으로 전원 버튼을 누르고 있었던 것입니다.

│ 다른 리모컨임을 모른다 │

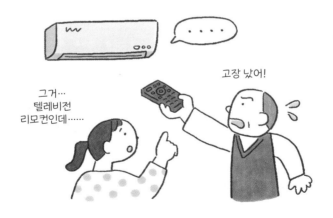

이처럼 간단한 가전제품 조작이 불가능해져서 가족들이 이상을 느끼고 병원 진료로 이어지는 경우가 비일비재합니다.

가족의 인지 포인트

○

평소 집안일을 전혀 하지 않던 남성이 아내와 사별 후 세탁기나 청소기 사용법을 모른다면 문제가 되지는 않습니다. 가족들이 인지할 수 있는 결정적인 포인트는 '지금껏 당연하게 사용해 왔던 가전제품을 갑자기 사용하지 못하게 된다.'입니다.

치매 그레이 존이지만 다른 가전 사용법은 잊어버릴지라도 조작이 간단한 전자레인지만큼은 사용하는 분들이 꽤 많습니다. 말하자면 전자레인지는 최후의 보루로, 전자레인지를 사용할 수 있는 동안에는 반찬을 사 와서 데워 먹으면 되기 때문에 그레이 존이라도 혼자서 생활할 수 있습니다. 전자레인지를 사용하지 못하게 되면 상당히 위태로운 상태이며 그레이 존을 넘어 치매가 시작되었다는 증거입니다.

치매를 진단받은 후에는 전기난로, 가스레인지, 다리미처럼 위험한 가전제품은 피하는 것이 좋습니다. 그리고 전기 코드의 열화나 가전제품에 먼지가 쌓여 화재가 발생하기도 합니다. 특히 고령인 부모님과 떨어져서 사는 가족은 부모님댁을 방문했을 때 주의를 기울여 세심하고 꼼꼼하게 확인해야 합니다.

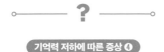

가까운 사람의 이름이 바로 떠오르지 않는다

정상 노화와 치매 그레이 존의 차이

○

"저 배우, 이름이 뭐였더라?", "봐봐, 엄청 유명한 배운데, 음……"

나이가 들면 누구나 이런 대화가 늘기 마련이죠. 그렇지만 자녀나 손주처럼 지극히 가까운 가족의 이름이 좀처럼 떠오르지 않는다면 위험 신호입니다. 치매 그레이 존이 시작되고 있을 가능성이 큽니다.

H씨(78세, 남성)에게는 손자가 두 명 있습니다. 한 명은 초등학교 2학년, 다른 한 명은 유치원생으로 둘 다 남자아이입니다. H씨는 70세가 넘어서 얻은 두 손자를 눈에 넣어도 안 아플 만큼 아꼈습니다.

그런데 최근 두 손자의 이름을 헷갈리거나 생일을 잊어버려 "할아버지, 괜찮으세요?"라고 어린 손자들이 걱정할 지경에 이르렀다고 합니다. 너무나 의기소침해진 H씨는 병원을 찾아가 치매 그레이 존을 진단받았습니다.

가족의 인지 포인트

○

H씨의 변화는 사실 자녀들에게 하는 행동에서도 엿볼 수 있었습니다. 지금까지 아들을 줄곧 이름으로 불렀는데 어느 순간부터 "너"라거나 "어이!"라고 부르게 되었다고 합니다. 이처럼 가까운 가족의 이름을 잊어버리는 일이 자주 반복된다면 치매 그레이 존으로 진행 중일 가능성을 의심해 봐야겠지요.

같은 물건을 또 산다

정상 노화와 치매 그레이 존의 차이

○

"어제 마요네즈를 사 와서 냉장고를 열었더니 뜯지도 않은 새 마요네즈가 있어서 깜짝 놀랐지 뭐니. 깜빡깜빡하는 게 정말 치매 아닌지 몰라."

| 알고 있었는데도 또 잊어버린다 |

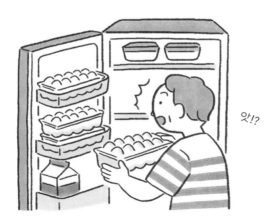

앗!?

이런 실수는 나이가 들면서 점점 늘어만 갑니다. 하지만, I씨(62세, 여성)의 경우는 조금 달랐습니다. 혼자 생활하는 I씨는 퇴근길에 장을 보고 집에 돌아와 냉장고를 열어 보고는 10개들이 달걀을 세 팩이나 발견합니다.

'뭐가 이렇게나 많아……?'하고 경악했지만 '아니야, 자주 쓰는 재료니까 괜찮아.'라고 자신을 다독였습니다. 그런데 그다음 날, 또다시 달걀 한 팩을 사 온 것입니다.

이처럼 똑같은 물건을 사 오는 일이 '가끔' 있다면 노화 현상으로 보지만, 알고 있었는데도 또다시 똑같은 물건을 사 오는 행위는 치매 그레이 존의 특징입니다. 기억을 관장하는 해마의 기능이 떨어진 결과, 바로 얼마 전에 일어난 일을 기억하는 데 어려움을 겪는 것입니다.

가족의 인지 포인트

○

본인에게 꼭 필요하다고 생각하는 물건은 몇 번이나 사 오지만, 다른 사람이 부탁한 물건은 잊어버리는 경향이 두드러집니다. 가령 가족이 맥주 좀 사다 달라고 부탁해도 자신이 필요한 물건에만 정신이 팔려 다른 사람이 부탁한 물건은 기억에 없습니다. 이미 잔뜩 사 둔 쓰레기봉투는 또 사는데 바로 전에 부탁받은 맥주는 잊어버립니다. 이런 사소한 일이 가족이 알아차리는 포인트가 됩니다.

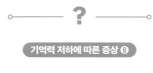

기억력 저하에 따른 증상 ❻

요리하지 않는다

정상 노화와 치매 그레이 존의 차이

○

젊은 시절부터 요리를 좋아해, 아이들이 독립한 후 영양사 자격증을 활용해 집에서 요리 교실을 시작한 J씨(66세, 여성). 간편하고 맛있다는 입소문이 퍼지면서 멀리에서도 배우러 오는 수강생이 늘었습니다. 그런데 5년 정도 지났을 무렵 J씨는 갑자기 요리 교실을 접고 맙니다. 그 후 가족의 식사도 만들지 않고 부엌 출입조차 하지 않습니다. 우연히 저의 책을 읽은 남편이 요리하지 않게 되는 것은 치매 그레이 존의 대표적인 특징이라는 사실을 알고 병원을 찾았고, J씨는 치매 그레이 존 중기로 판명되었습니다.

나이가 들면 요리가 번거롭게 느껴질 때가 있습니다. 만들던 음식만 계속 만들게 되고, 복잡한 레시피는 어려워하게 되죠. 흔한 일입니다. 그러나 갑자기 요리하지 않게 되었다면, 치매 그레이 존을 의심해 봐야 합니다. 그 배경에는 의욕과 기억력 저하가 모두 관련되어 있습니다.

먼저 재료를 썻고, 자르고, 프라이팬에 기름을 두르고 볶는 기본 동작은 대부분 가능합니다. 하지만 전두엽 기능이 저하되고 판단력이 흐려지면서 요리하는 과정이 어려워집니다. 그뿐만 아니라 기억력 감퇴로 요리 순서를 기억하지 못하거나 조미료를 넣었는지 아닌지도 잊어버립니다. 심지어 먹어 봐도 맛을 모릅니다.

요리는 평소에는 무심코 하는 것 같지만, 사실은 뇌를 풀 가동해야 하는 작업입니다.(121쪽 참조) 치매 그레이 존에 접어들면 그토록 좋아하던 요리가 즐겁지도 않고, 요리를 만들고 싶거나 가족에게 먹이고 싶은 의욕도 생기지 않습니다. 최고의 두뇌 활동인 요리를 하지 않음으로써 인지기능이 더욱더 나빠지는 악순환에 빠지게 됩니다.

가족의 인지 포인트

○

'음식 맛이 완전히 변했다. 늘 능수능란하게 요리 솜씨를 뽐냈는데 요즘 요리하는 모습이 왠지 어설프다. 예전에는 거의 먹지 않던, 시판용 반찬이 그대로 식탁에 올라오기 시작했다.' 이런 변화가 보인다면 치매 그레이 존이 의심됩니다. 반면 가끔 자녀나 손주가 놀러 왔을 때만큼은 분발해서 요리하는 때도 있습니다. 부모님과 떨어져서 살고 있다면 부모님의 평상시 모습도 유심히 관찰해 봅니다.

흥미를 잃어버린 요리에 의욕을 되찾는 방법도 있습니다. 그 비결은 3장에서 소개할 테니 꼭 참고하세요. (118쪽 참고)

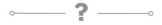

약속 자체를 기억하지 못한다

정상 노화와 치매 그레이 존의 차이

요즈음은 60세를 넘겨서도 현역에서 일하는 사람이 적지 않습니다. 나이가 들어도 풍부한 경험을 살린 인맥을 무기 삼아 활약하는 사람이 무척 많지요. 그러나 그 결과 현역에서 활동하는 사람이 치매나 치매 그레이 존에 이르는 경우도 늘고 있습니다. 업무 능력이 떨어질 뿐만 아니라 웬만큼 신중하지 않으면 중요한 약속이나 일정을 깜빡 잊어버리는 불상사가 일어나기 십상입니다.

그렇더라도 약속한 사실을 뒤늦게라도 기억하고 이를 어겼다는 데 충격을 받는다면 아직 정상 노화의 범주 안에 있습니다. 왜냐하면 치매 그레이 존에 접어들면 약속을 적은 수첩을 보아도 어떤 약속인지 기억나지 않는 경우가 늘어가기 때문입니다.

K씨(65세, 남성)는 노화로 기억력이 점점 나빠지고 있

음을 실감하고 있어서, 업무상 누군가를 만날 때에는 항상 수첩에 언제 누구와 몇 시에 만나는지를 기록했습니다. 그러던 어느 날, 그날의 일정을 확인하려고 수첩을 보니 'K씨와 17시'라고 적혀 있었습니다. 평상시 같았으면 바로 알아차렸을 텐데 '어? K씨가 누구지?', '시간은 알겠는데 장소는 어디?'라고 혼란스러워하다가 결국 약속을 어기게 되었다고 합니다. 약속 시간이 한참 지나 상대방에게서 전화가 걸려 왔고, 비로소 누구와 약속했는지를 알아차리고 거듭 사과했다고 합니다.

가족의 인지 포인트

○

'젊었을 때부터 성실하고 약속을 어긴 적이 없던 아버지가 친구와의 약속도 어기고 심지어 약속한 사실조차 기억하지 못한다.' 이런 사태를 방지하기 위해 수첩에 꼼꼼하게 기록하고 있는 듯하나 메모를 다시 확인하는 기미가 보이지 않거나, 메모를 보고도 "이게 뭐지?"라고 중얼거린다면 치매 그레이 존을 의심해 봐야 합니다.

어떻습니까? 여러분 자신이나 가족에게 해당하는 사

례는 없나요? 다음 3장부터는 드디어 '치매에서 탈출하기 위한 대처법'을 소개합니다.

2장의 사례에서 마음에 걸리는 사람이 있거나 그 외에도 '요즘 좀 이상해.'라고 느낀다면 꼭 읽어 보고 3장의 대처법을 실천해 보세요. 그리고, 치매 전문의에게 진단받아 보길 당부합니다.

자, 이제부터 본론입니다.

치매 그레이 존에서 탈출하기 위해 여러분이 반드시 실천해야 할 생활 습관을 소개합니다. '5가지 수칙'을 중심으로 생활 습관을 바꿔나가 봅시다. 힘들거나 귀찮은 일은 하나도 없습니다.

3장의 주제는 '설렘'입니다. 로맨스 드라마를 보거나 옛 추억 이야기를 나누기만 해도 뇌에 활기를 불어넣을 수 있다면 도전해 보고 싶지 않나요?

3장

치매 그레이 존에서 탈출하는
'생활 습관'

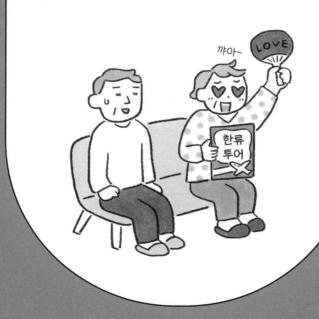

치매 그레이 존에서 탈출하는 생활 습관 5가지 수칙

'놀이의 즐거움'이
당신의 뇌를 바꾼다

○

2장을 읽고 '이거 내 얘기일지도 몰라.', '부모님에게도 많이 해당하는데, 이미 치매는 아니겠지?'라고 불안해진 분도 적지 않으리라 생각합니다.

하지만 안심하세요. 2장에서 소개한 사례들은 치매 전 단계인 '치매 그레이 존(MCI : 경도인지장애) 의심 단계'라, 충분히 건강한 뇌로 돌아갈 수 있습니다. 다만 건강한 뇌로 되돌리려면 생활 습관을 바로잡아야 합니다.

'뭐? 생활 습관을 바로잡으라고? 거, 참 귀찮네.'

'좀 더 간단하게 약이나 건강보조제로 고칠 수는 없나요?'

치매 그레이 존에 있는 사람은 '귀찮음'때문에 이런 생각이 들겠지요. 그렇지만 치매는 유전인자가 있는 사람을 제외하면 생활 습관이 막대한 영향을 끼칩니다. 치매는 생활습관병이므로 꾸준히 인지기능을 개선하고 예방해야 합니다. 귀찮다고 그대로 방치하면 결국 치매로 가속화합니다.

1장에서 소개한 야마모토 도모후미 씨처럼 '치매에는 절대 지지 않겠다.'라는 각오로 매일 작은 습관을 쌓아간다면 그 꾸준함이 견고한 힘이 되어 줄 것입니다. 치매 전문의인 저조차도 놀랄 만큼 눈부신 호전을 보이는 사례도 있습니다. 지금부터 소개할 그레이 존에서 회복하는 생활 습관에는 힘들거나 귀찮은 일은 거의 없습니다. 놀이라는 기분으로 즐기면서 실천할 수 있는 습관들로만 채웠습니다.

키워드는 '설렘'

○

치매 예방 및 치매 그레이 존에서 탈출하는 5가지 중요한 핵심 수칙이 있습니다.

① 도전 : 나잇값 하지 않는 일을 한다.

② 변화 : 평소에 하지 않던 새로운 일을 시작한다.

③ 삶의 보람 : 나이와 상관없이 몰입할 수 있는 일을 찾는다.

④ 고독 방지 : 사람들과 적극적으로 교류한다.

⑤ 이타심 : 나보다 남을 위해 힘쓴다.

한마디로 말하면 '설렘' 가득한 풍요로운 일상을 보내자는 뜻입니다. 우리의 뇌는 설레면 설렐수록 아래와 같은 신경전달물질의 분비가 활발해집니다.

◦ 의욕과 행복감을 만들어 내는 '도파민'

◦ 애정의 원천이 되는 '옥시토신'

◦ 마음을 치유하는 '세로토닌'

뇌에 활력을 불어넣는 '3대 호르몬'으로 불리는 이호르몬들은 치매 예방, 나아가서는 치매 그레이 존에서 건강한 뇌로 돌아가는 데 중요한 역할을 합니다. 지금까지 다섯 가지 수칙과 상관없는 생활을 해온 사람은 '개선 가능성'이 더욱 크기 때문에 하루가 다르게 뇌의 변화를 실감할 수 있습니다. 지금부터 다섯 가지 수칙을 간략하게 설명할 테니 꼭 도전해 보세요.

◆ **① 도전**

　'나잇값 하지 않는 생활 습관'이야말로 100세 시대
　를 살아가는 지혜이다

　'나잇값도 못 한다.'라는 말은 보통 부정적인 의미로 쓰이지요. '나잇값도 못 하고 저런 요란한 차림을 하다니!'라든가 '나잇값도 못 해서 부끄럽다.'처럼 나이를 먹을수록 그에 걸맞은 행동을 요구받곤 합니다. 물론, 선을 넘는 언행은 삼가야겠지만 '이 나이에'라는 이유로 하고 싶은 일을 참거나 즐거운 일을 포기한다면 뇌에 좋은 자극이 줄어 치매를 예방할 수 없습니다.

일본 국립장수의료연구센터가 40~82세 성인 2,205명을 대상으로 10년간 추적 조사한 연구에서도 '호기심 많고 새로운 일에 도전하기를 좋아하는 사람'은 '결정성 지능'이라고 불리는 언어 능력, 이해력, 사회 적응력, 의사소통 능력과 같은 지적 능력이 유지되었다고 합니다.

│ 패션에 나이는 상관없다 │

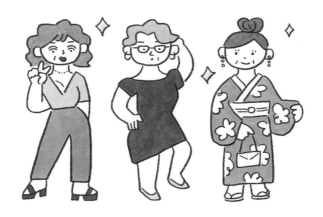

애당초 '나잇값'이라는 말은 100세 시대인 오늘날에는 시대착오적인 말이지요. 주변 눈치만 보다가 치매에 걸리기보다는 남이야 뭐라든 해보고 싶거나 도전하고

싶은 일이 있다면 나이와 상관없이 '도전한다'라는 마음가짐이야말로 늙지 않는 뇌와 몸을 유지하는 최고의 비결입니다.

◆ **②변화**

　새로운 일을 시작할 때의 두근거림이 뇌를 자극한다

　나이가 들수록 '변화'를 받아들이는데 스트레스를 받게 됩니다. 하지만 '항상 다니던 슈퍼마켓에 가고, 사던 물건을 사며, 먹던 음식을 먹는다. 언제나 비슷한 색상에 비슷한 디자인의 옷을 입는다.' 이런 일상이 되풀이되면 뇌는 자꾸만 쪼그라들게 됩니다.

　이번 기회에 항상 하던 것과 다른 일을 하나씩 시작해 보세요. 처음에는 사소한 일부터 시작해도 괜찮습니다. 평소와는 다른 길을 통해 늘 이용하던 곳이 아닌 다른 마트로 가 보는 것입니다. 낯선 가게에서 헤매면서도 새로운 조미료를 발견하거나 이전에는 사지 않았던 고급 식재료를 사 보는 것도 좋습니다. 이런 작은 행동이 의외로 설레는 법입니다.

◆ ③삶의 보람

삶의 보람은 나이와 상관없이 언제든 발견할 수 있다

육아나 일을 삶의 보람으로 여기고 살아온 사람은 자녀가 독립하거나 은퇴하는 순간 삶의 보람을 잃게 될지도 모릅니다.

몇 살이 되었든 삶의 보람을 다시 찾아봅시다. 삶의 보람은 무척 다양합니다. 즐거운 일, 몰입할 수 있는 일은 물론이고, 가족이 성장하거나 모두 건강하게 만나는 일 또한 아주 근사한 삶의 보람입니다. 또 식물이나 동물을 키우며 성장을 지켜보는 일도 그렇습니다. 이것은 치유도 되겠군요. 자신을 돌이켜 보며 잘하는 일, 감사한 일, 인정받았던 일, 한때 푹 빠졌던 일을 떠올려 보는 것도 좋은 방법입니다.

새로운 취미를 갖는 것도 좋습니다. 어떤 취미를 시작하면 좋을지 마땅히 떠오르지 않는 분은 다음에 소개하는 취미 목록을 참고해 보세요.

노년기부터 시작하는 취미 목록

주말 농장(텃밭 가꾸기)	당구
원예(화초 키우기)	프라모델* 조립
포크댄스	바둑·장기, 그 밖의 보드게임
그림 엽서 꾸미기	마작
노래 교실(합창단 입단하기)	바리스타(로스팅, 추출)
시 쓰기(시 낭송)	저장 식품 만들기 (장아찌, 피클, 잼, 훈제 등)
전통 공예	제빵
낚시	목공예(가구 및 잡화 만들기)
하이킹	뜨개질
요가	꽃꽂이
그라운드 골프, 파크 골프, 게이트볼	독서
사이클	일기 쓰기
수영	미술관 관람
걷기, 조깅	해외여행
악기 연주(기타, 피아노, 우쿨렐레, 하모니카, 오카리나 등)	

---

* 프라모델 : 플라스틱 모델의 일본식 줄임말로 플라스틱으로 된 조립식 모형 장난
감. - 역주

◆ ④ 고독 방지

사람들과 나누는 교류야말로 뇌의 명약이다

퇴직 후, 자신도 모르는 새 사회와 단절되는 사람들이 무척 많습니다. 그럭저럭 모아둔 돈이 있어 생활하기 어렵지는 않지만, 친구라고 부를 만한 상대가 마땅치 않습니다. 그렇다고 옛 친구에게 연락하기도 멋쩍어 종일 집에서 두문불출하며 지내는 사람은 치매 그레이존에서 치매로 단숨에 가속화합니다.

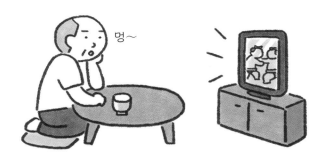

고독은 뇌의 가장 큰 적

○

외로움이 뇌의 위축을 위험한다는 사실은 많은 연구를 통해 널리 알려졌습니다. 사람들과 교류하는 것을 통해 배외측 전전두피질, 해마, 편도체 등 뇌의 다방면에 걸친 부분이 활성화됩니다. 고독하게 지내는 사람의 뇌는 이런 부위가 위축되어 있다는 사실이 MRI 검사에서 확인되고 있습니다.

고독은 우울증처럼 정신 건강의 위험성을 급격하게 높입니다. 일부 의사들은 고독이 비만을 초래하고, 하루에 담배를 15개비쯤 피우는 것만큼이나 건강에 위험하다고 경고합니다. 이러한 이유로 2018년에는 영국에서, 2021년에는 일본에서 고독·고립 대책 담당 부처가 신설되는 등 세계적인 사회문제로 대두되고 있습니다.

나이가 들수록 사람들과 적극적으로 교류하며 살아야 합니다. 인간이란 혼자서는 나약한 존재입니다. 인간은 사회적 동물이라고 불리듯, 서로 소통함으로써 연대감과 긍정적인 자세를 키울 수 있습니다.

'고독'으로 위축된 뇌의 부위

고독은 뇌를 손상시킨다. 점선으로 표시한 '고독'과 연관된 뇌 영역은 '공감'이나 '배려'와 관련된 부위와 일치한다. 이는 고독, 공감, 배려가 한 덩어리임을 보여준다.

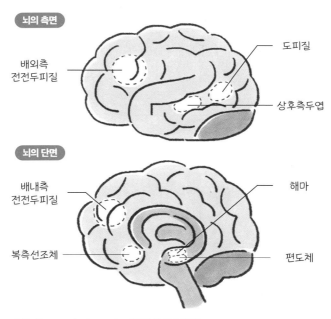

뇌의 측면

배외측 전전두피질

도피질

상후측두엽

뇌의 단면

배내측 전전두피질

해마

복측선조체

편도체

<출처> 「Neuropsychopharmacology」(2021:46:1873-1887)

◆ ⑤ 이타심

타인을 위해 힘쓰면 행복은 배가 된다

나보다 남을 위해 애쓰는 일을 '이타'라고 합니다. 자 칫 이기적일 수 있는 상황에서 남을 위해 무언가를 실 천할 때 자신감과 자존감이 높아질 수 있습니다.

북미의 한 연구에서는 자신을 위해 돈을 사용하라고 지시받은 사람보다 타인을 위해 사용하도록 지시받은 사람의 행복감이 크다는 사실이 확인되었습니다.

정년퇴직 후 자원봉사를 하는 사람도 많습니다만, 이 는 남을 위해 봉사하면서 동시에 자신의 기쁨과 행복도 얻는 셈입니다. 이렇게 서로 특별한 혜택을 주고받는 것 을 '호혜'라고 합니다. 자원봉사뿐만 아니라 일상생활에 서도 '이타'와 '호혜'를 실천할 기회는 무척 많습니다.

지금까지 살펴본 다섯 가지 수칙을 명심하고 라이프 스타일을 바꿔보세요. 지금보다 훨씬 더 즐겁고 활기찬 일상이 될 겁니다. 그럼, 다섯 가지 수칙을 바탕으로 치 매 그레이 존에서 회복하는 생활 습관을 좀 더 자세히 소개하겠습니다.

풍부한 감정을 일깨우는 '나잇값 하지 않는 일상'

치매의 핵심을 예리하게 짚어낸 어느 배우의 말

○

어느 날, 한 분이 병원을 찾았습니다. 그분은 이미 자신의 인지기능 저하를 알고 있었고, 검사 결과 인지기능 저하가 시작됐음이 판명되었습니다. 그분이 진료 중 이런 말을 했습니다.

"의사들이나 일반 사람들은 치매라고 하면 '지(지성)'의 쇠퇴만 강조하는데, '감정'도 무뎌집니다."

그렇습니다. 이분이 이 책 〈들어가는 말〉에서 소개한 일본을 대표하는 국민 배우입니다. 저는 감탄하면서 이렇게 대답했습니다.

"말씀하신 그대로입니다. 지능은 검사기로 측정할 수 있지만 감정은 측정 방법이 없어서 의사도 건드리고 싶어 하지 않을 뿐이지요."

감정은 이 책 서두에서 언급한 '의·정·지' 중에서 '정'에 해당합니다. 마음이 움직이면 뇌가 자극받아 치매 그레이 존에서 탈출하는 데 긍정적인 영향을 줍니다. 그래서 저는 치매 예방 및 그레이 존에서 탈출하기 위한 키워드로 감정을 일깨우는 '설렘 가득한 생활'을 환자들에게 추천하는 것입니다.

설렘 가득한 생활이라고 해서 부담스럽게 생각할 필요 없습니다. 친한 친구들과 여행을 떠나거나, 맛있는 음식을 먹으러 가거나, 노래방에서 스트레스를 풀기만 해도 뇌를 활성화하는 호르몬이 분비됩니다.

거울 속 내 모습에 호르몬이 샘솟는다

○

뇌가 젊고 활발하게 움직이면 감수성도 풍부해지므로 자기 외모에 여러모로 관심을 가지게 됩니다. 학창 시절, 앞머리가 조금만 마음에 들지 않아도 하루 종일 신경 쓰이고 의기소침해지거나 반대로 마음에 들면 우쭐했던 기억이 있지요? 60대가 넘은 남성이라면 엘비스 프레슬리처럼 잔뜩 볼륨을 준 앞머리를 고정하기가 어려워 학교에 지각할 뻔한 사람도 한두 명이 아닐 것입니다.

머리 모양이나 머리카락 색이 신경 쓰인다면 뇌가 건강하다는 증거입니다. 거꾸로 말하면 머리 모양이나 머리카락 색을 평소와 다르게 바꾸는 행동은 적절한 자극을 줍니다. 인지기능이 떨어지기 시작한 뇌를 되돌리는 효과가 무척 뛰어납니다.

특히, 머리 염색이 귀찮거나 미용실 가기가 번거롭다고 생각하는 사람은 조금만 힘을 내 멋진 미용실로 가서 자신에게 가장 어울리는 머리 모양과 머리카락 색으로 바꿔 봅시다. 거울 속에서 점점 변해가는 자기 모습을 지켜보다 마침내 '내 마음에 쏙 드는 나'로 거듭나면, 그 만족감으로 뇌 호르몬이 분비되어 뇌는 단숨에 활성화됩니다.

'예뻐졌다는 칭찬이 듣고 싶다.'라는 생각이 들면 밖

에 나가 사람 만나기가 즐거워집니다. 더욱이 미용실 가기도 귀찮지 않은 선순환이 되겠지요. 직접 염색약을 사 와 이전과 다른 색으로 염색해 봐도 기분이 달라집니다. 이때의 염색약은 새치용이 아닌 멋내기용을 추천합니다.

로맨스 드라마를 보기만 해도
뇌의 호르몬이 넘쳐흐른다

'멋있다'라는 감정이 뇌를 젊어지게 한다

누구나 젊은 시절 사랑에 빠져 심장이 터질 만큼 두근거렸던 경험이 있을 것입니다. 사랑할 때는 주변 환경은 그대로인데 세상이 온통 장밋빛으로 보이지 않았나요? 이런 현상이 나타나는 이유는 앞서 소개한 뇌에 활력을 불어 넣는 세 가지 호르몬인 도파민, 옥시토신, 세로토닌이 넘칠 만큼 분비되었기 때문입니다.

오해의 소지가 없도록 일러두지만, 기혼자에게 배우자 이외의 사람에게 진심으로 연애 감정을 가져보라고 권유하는 말이 아닙니다. 단골 미용실의 미용사나 문화 교실 강사, 혹은 드라마나 영화를 보고 '저 사람 멋있네.', '저 배우 정말 예쁘다.'라고 동경하는 것. 이런 감정만으로도 충분히 가슴이 두근거려서 뇌 호르몬이 분비됩니다.

정년퇴직한 L씨(65세, 여성)는 아직 현역으로 일하는 남편의 식사를 만드는 일 외에는 집안일을 할 기력도 없어 무기력한 나날을 보내고 있었습니다. 그러던 어느 날 친구가 추천한 한류 드라마를 보게 되었고 잘생긴 주인공에게 푹 빠지게 되었답니다. 그 배우의 행사가 있다는 소식이 들리면 친구와 함께 한국까지 가는 일도 마다하지 않았습니다. 남편은 황당해하면서도 생기를 되찾은 L씨의 모습에 기뻐한다고 합니다.

L씨처럼 혼자만 즐기는 것이 아니라 함께 즐길 수 있는 친구가 있다면 금상첨화입니다. 뇌의 호르몬 분비가 폭발적으로 증가합니다.

다만, 인터넷에서 알게 된 남성에게 마음을 뺏기는 일은 절대 피해야 합니다. 로맨스 스캠(62쪽 참조)에 걸려들기 쉬우니 각별히 조심하세요. 이런 연애 감정은 치매 예방에 몹시 효과적이지만, 상대를 판별하는 안목만큼은 오랜 세월 갈고 닦은 경험을 꼭 발휘하세요.

│ 아내가 생기 넘치면 남편도 행복해진다 │

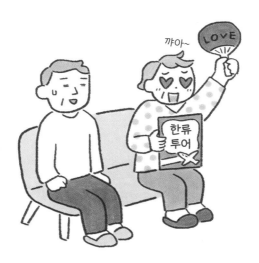

색다른 취미로 지적 호기심을 자극한다

퇴직 후 배우가 된 어느 교장 선생님

○

얼마 전, 한 환자에게서 흥미로운 이야기를 들었습니다. 우연히 듣게 된 라디오 방송에서 고등학교 교장 선생님이었던 남성이 퇴직 후 시니어 극단에 입단하여, 노래방에서 흘러나오는 뮤직비디오에 '배우'로 출연한다는 에피소드가 소개되었답니다. 이 이야기를 듣고 '정말 멋지다!'라고 생각했습니다. 60세 혹은 65세에 퇴직한 후 배우가 되겠다는 도전 정신으로 충만한 사람은 아마도 치매에 걸리는 일은 없겠지요.

설사 치매 그레이 존이 시작되었더라도 배우로 무대에 서거나 자기 모습이 TV에 나오는 인생을 산다면 뇌 호르몬이 폭발적으로 분비되어 '귀찮음'은 사라질 것입니다. 지적 호기심도 크게 자극받아 기억을 관장하는 해마의 위축을 억제합니다.

젊고 팔팔한 뇌를 유지하려면 몰입할 수 있는 취미생활이 효과가 좋습니다. 젊은 시절부터 좋아했던 낚시나 독서, 영화 감상 같은 취미를 정년 후에 다시 한번 느긋하게 만끽해 보는 방법도 하나의 비결입니다.

단, 치매 그레이 존에서 탈출하려면 이 교장 선생님처럼 좀 더 색다른 취미에 도전하는 편이 효과적입니다. 색다른 취미가 잘 생각나지 않는 분은 다음에 정리한 목록을 참고하길 바랍니다. 눈이 번쩍 뜨이는 취미가 있다면 도전해 봐도 좋겠네요.

색다른 취미 목록

극단에 입단하여 배우 데뷔하기	전통 예능(사물놀이, 전통민요) 배우기
퍼즐 만들기(풀기뿐만 아니라 십자말풀이나 미로 만들기)	주말농장을 빌려 채소 자급자족에 도전하기
승마 클럽 다니기	DIY로 집 리모델링하기
육상이나 수영을 배워 대회에 도전하기	유튜브 채널 개설하기

딸과 같은 대학에 합격한 M씨

○

전업주부 M씨(54세, 여성)도 색다른 취미를 가진 사람 중 한 명입니다. M씨는 딸이 필사적으로 대학 입시를 준비하는 모습을 보고 자신도 함께 해 보고 싶다고 생각해 딸과 같은 대학에 응시하기로 결심합니다. 당시 52세였던 M씨로서는 참고서를 손에 들고 공부한 지가 30년 만의 일이었습니다. 다시 교과서와 참고서를 읽어 보니 학창 시절에는 싫어했던 과목도 생각보다 재미있어서 매일매일 시간 가는 줄 모르고 공부했다고 합니다. 그 결과 두 모녀가 단번에 합격하는 멋진 결과를 만들었습니다. 지역 신문에도 소개되었고 M씨의 인생은 하루아침에 달라졌습니다. 이런 분은 평생 치매와는 무관한 삶을 살아가리라 생각합니다.

물론 M씨 같은 경우는 드물지만, 최근에는 회사에서 퇴직하거나 자녀가 독립한 후 무언가를 새롭게 배우기 시작했다는 이야기를 자주 듣습니다. 자신이 좋아하는 취미의 자격증 시험에 도전해 보는 것도 좋겠지요.

치매 그레이 존에 접어든 사람은 공부를 시작하더라도 '귀찮음'이 방해하기 때문에 도중에 포기하기 쉽습니다. 그럴 때는 배우겠다는 의욕을 끌어올려 주는 '플러스 알파의 즐거움'을 찾아봅니다. 이를테면 강사를 보고 결심하는 방법도 그중 하나입니다. 실력 있는 유명 강사가 있는 학원에 다니는 방법도 좋고, 잘생기거나 예쁜 강사를 찾아봐도 좋습니다. '공부하는 건 싫지만 그 선생님을 볼 수 있을 텐데 한번 가볼까?'라는 생각이 든다면 성공입니다. 더 나아가 '저 유명한 선생님을 만나보고 싶은데 이 자격증 시험 한번 볼까?'라고 생각해도 상관없습니다.

관심 없던 분야라도 관심 있는 선생님의 수업을 듣다

가 재미를 느끼게 되는 경우는 학창 시절에도 흔한 일입니다. 결과적으로 평소 사용하지 않는 뇌를 사용하는 것은 뇌를 균형 있게 활성화하는 데 도움이 됩니다.

단, 치매에 걸리고 싶지 않아서 하고 싶지 않은 공부를 마지못해 계속하는 것은 뇌에 아무런 도움도 되지 않습니다. 어른의 배움은 자신이 즐거움을 느끼는 것이 가장 중요합니다.

사교댄스나 포크댄스로
스킨십을 해본다

스킨십을 통해 애정 호르몬이 분비된다

○

최근 남편이나 아내와 손을 잡거나 포옹한 적이 있습니까?

나이가 들면 가족 사이라도 스킨십할 기회가 거의 없습니다. 특히 일본이나 한국에서는 기껏해야 손자를 안아주는 정도가 고작이고, 부모와 자식 간이나 부부 사이라 할지라도 서양인처럼 수시로 포옹하는 경우는 거의 없습니다. 가족 간에 스킨십이 줄어드는 경향은 치매 예방의 관점에서는 안타까운 일입니다.

피부와 피부가 맞닿으면 애정 호르몬인 옥시토신의 분비가 증가합니다. 옥시토신은 '아밀로이드 베타'라는 독성 물질로 인해 손상된 해마(기억 중추)를 회복시키는 작용을 한다는 사실이 도쿄 대학의 연구로 입증되었습니다.

N씨(72세, 여성)는 70세가 넘어 남편과 사별한 후 마음을 추스르고 사교댄스 교실에 다니기 시작했습니다. 시니어를 위해 마을회관에서 열리는 부담 없는 댄스 교실이지만 "남자와 손을 잡고 춤추는 것이 이렇게 설렐 줄이야."라며 소녀 같은 얼굴로 늘 이야기합니다. 사교댄스를 시작하고 나서 친구도 늘었고 멋 내기가 즐거워지면서 최근에는 네일 아트에도 도전한다고 합니다. 처음에는 당혹스러워하던 자녀들도 생동감 넘치는 N씨의 모습을 보고 차차 응원하게 되었다고 합니다.

그야말로 아주 멋진 생활 방식으로 나이에 연연하지 않는 '나잇값 하지 않는 생활 방식'의 바람직한 예입니다. N씨는 70세에 치매 그레이 존을 진단받았지만, 2년이 지난 지금은 인지기능이 거의 정상으로 회복되었고 누구보다 활기찬 인생을 보내고 있습니다. 취미 하나로 사람이 이렇게나 바뀔 수 있다는 사실을 N씨의 사례로 배우게 되었습니다.

사교댄스가 부담스럽다면 포크댄스 교실에 참가해 보는 것도 좋겠지요. 포크댄스는 정해진 동작을 반복하기 때문에 기억하기 쉽고 파트너가 연달아 바뀌어 설렘도 배가 될지 모르겠군요. 물론, 오랜 세월 함께해 온 배우자와의 스킨십 역시 옥시토신의 분비를 촉진합니다. '이 나이에 망측스럽게…….'라는 생각은 잠시 접어두고 시험 삼아 오랜만에 손이라도 한 번 잡아 보세요. 잊고 있던 '설렘'이 되살아날지도 모릅니다.

시들해지던 취미에 다시 한번 재미를 갖는다

창작 요리 교실에서 의욕을 되찾은 O씨

○

치매 그레이 존 증상으로 오랫동안 해 오던 습관이나 취미를 갑자기 그만두게 되는 경우가 있다고 했습니다. 일단 '귀찮아서 더는 못 하겠다.'라고 생각한 일도, 예전과 전혀 다른 측면에서 접근함으로써 의욕에 불을 붙여 치매 그레이 존에서 탈출한 사례도 상당히 많습니다.

전업주부 O씨(72세, 여성)는 혼자서 집안일과 육아를 도맡으며 아이들 도시락도 초중고 12년간이나 즐겁게 만들어 왔습니다. 하지만 70세를 넘기면서부터 요리하는 손놀림이 점점 둔해지는 것을 자각하기 시작했습니다. 예전에는 손쉽게 했던 일이 어려워졌습니다. 요리하는 순서는 물론이고 마트에 장을 보러 가서도 무엇을 사야 할지 잊어버렸습니다. 의욕은 있었으나 레시피를 기억하지 못했습니다. 이런 사실을 주변 사람들이 알아차리는 것이 싫어서 손자가 놀러 왔을 때도 손수 만든 음식을 대접하지 않고 외식으로 끝내는 날이 많아졌습니다.

엄마의 변화를 알아차린 딸은 자신이 다니기 시작한 요리 교실에 엄마를 초대해 보기로 합니다. 이 요리 교실은 조금 독특한 창작 요리를 가르치는 곳으로, 가정 요리에는 적용하기 어려운 레시피뿐이었다고 합니다.

O씨는 처음엔 딸에게 이끌려 마지못해 참가했지만, 한순간에 매료되었다고 합니다. 지금까지 만들었던 요리와는 전혀 다른, 말하자면 상식을 뛰어넘는 창작 요리를 직접 눈으로 보면서 '요리란 자유구나.'라고 처음으로 깨달았다고 합니다. 이를 계기로 O씨는 다시 요리하게 되었습니다.

이렇게 예전과 달리 요리를 즐기게 된 것이 좋은 결

과로 이어졌는지, 치매 그레이 존에서 회복하게 되었답니다. 함께 사는 남편은 솔직히 생뚱맞은 요리에 놀랄 때도 많지만 O씨가 건강을 되찾은 것으로 만족한다고 합니다.

│ 가정 요리와는 다른 창작 요리로 접근 │

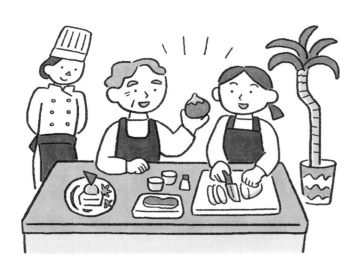

요리는 최고의 두뇌 활동

○

요리는 뇌를 풀 가동해야 하는 작업입니다. 식단 짜기부터 시작해 냉장고에 있는 물건들을 확인하고, 필요한 모든 식재료를 준비하고 나서야 비로소 요리할 수 있습니다. 요리가 서툰 사람에게는 여기까지만으로도 고된 일일 터인데, 치매 그레이 존이라면 말할 필요도 없습니다.

더욱이 요리에는 자르기, 삶기, 굽기, 볶기 등을 모두 적절한 시간에 마무리해서 식탁에 올려야 하는 작업이 요구됩니다. 이처럼 두 가지 이상 작업을 동시 진행형으로 수행하는 것을 '듀얼 태스킹'이라고 하며, 두뇌 활성화에 굉장한 효과가 있습니다. 요리하는 습관이 없는 분들은 간단한 음식이라도 시작해 보는 것은 어떨까요?

두뇌 훈련에는 십자말풀이보다 마작이 좋다

친구와 함께 하는 것이 뇌에 좋은 이유

○

뇌의 젊음을 유지하기 위해 두뇌 훈련을 일과로 삼는 사람들도 많지요. 병원 환자들로부터 십자말풀이에 푹 빠져 있다거나 신문에 실린 퍼즐은 거르지 않고 푼다는 이야기를 많이 듣습니다. 이처럼 혼자서 부담 없이 할 수 있는 두뇌 훈련도 매일 꾸준히 하다 보면 전두엽 활성화에 도움이 됩니다. 그러나 치매 그레이 존에서 탈출하려면 친구들과 왁자지껄 즐기면서 하는 두뇌 훈련이 효과가 더욱 좋습니다.

P씨(79세, 남성)는 인지기능 저하를 느끼기 시작한 70세 때 두뇌 훈련을 겸해 마작을 시작했습니다. 원래부터 승부욕이 강했던 P씨는 처음에는 늘 졌지만, 인터넷 마작 게임으로 솜씨를 갈고닦아 눈에 띄게 실력이 늘었습니다. 지금은 동료들 사이에서도 모두가 인정하는 마작 전문가가 되었습니다. 일주일에 3일은 네 명이 마작 테이블에 둘러앉아 "와, 이겼다!", "아이고, 졌네." 하면서 진검승부를 펼친다고 합니다.

이런 대인관계 속에서 이루어지는 승부욕은 전두엽을 크게 자극하는 동시에 도파민과 같은 뇌 호르몬을 분비하여 뇌 곳곳을 활성화하는 데 무척 효과가 좋습니다. 마작은 패를 기억하고, 작전을 짜고, 다음 패를 추리하고, 상대를 속이는 등 뇌 전체를 활용합니다. 손가락 끝을 사용하는 것도 뇌에 자극을 줍니다. 마작은 의사소통을 할 수 있을 뿐만 아니라 그 자체만으로도 뇌에 긍정적인 자극을 줍니다. 이런 장점 때문에 마작 대회를 여는 데이케어센터도 있을 정도입니다.

마작 초보자는 P씨처럼 컴퓨터와 상대하는 온라인 게임부터 시작해 보는 방법도 좋겠네요. 컴퓨터 마작으로 어느 정도 실력을 갈고닦은 후 자신감이 생겼을 때 실제 사람과 겨루다 보면 그 재미에서 헤어나지 못하는 분들이 상당히 많습니다. 그렇게 되면 즐거움이 점점 배가되어 뇌에 최고의 자극이 됩니다.

컴퓨터를 이용해 온라인으로 즐기는 마작 게임도 좋겠지요. 하지만 낯설어도 사람 대 사람으로 겨루는 편이 뇌를 젊어지게 하는 데는 더욱 좋습니다. 물론 마작뿐만 아니라 트럼프든 체스든 사람 대 사람이 겨루는 게임도 비슷한 효과가 있습니다. 단, 뇌를 튼튼하게 하기 위해서는 일대일보다는 가능한 한 많은 사람과 시끌벅적 즐기는 편이 효과적입니다.

명상보다는
그림 색칠이 좋다

명상은 생각보다 어렵다

○

흔히 마음 챙김이라고 하면 명상을 떠올리기 마련이지요. 명상은 인지기능 저하를 막는 효과가 있다고 알려져 있습니다. 캘리포니아대학 로스앤젤레스 캠퍼스 연구진이 24세부터 77세까지의 성인 100명을 대상으로 한 조사에 따르면, 오랫동안 명상한 그룹은 운동신경이나 반사신경, 기억력, 사고력과 관련된 뇌 회백질의 감소가 억제되었다고 합니다.

그림 색칠은 뇌와 마음에 좋다

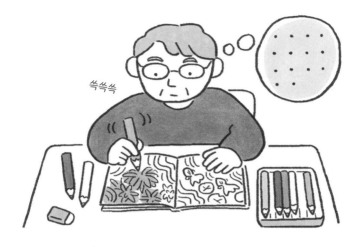

쓱쓱쓱

다만 저의 개인적인 생각입니다만, 명상은 생각보다 어렵습니다. 익숙하지 않은 사람은 진득하게 앉아 있기 힘듭니다. 마음을 비우려고 해도 바로 잡념에 사로잡혀 버립니다. 그런 점에서는 그림 색칠하기가 쉽게 생각을 비울 수 있습니다.

손가락 끝을 미세하게 움직이는 동작은 뇌의 전두엽에 운동피질이라 부르는 부위의 기능을 향상해 뇌 전체에 혈액순환을 활발하게 합니다. 전두엽은 이성과 사고를 관장하는 부위로도 알려져 그림 색칠을 하면 마음이 평온해지고 자율신경계의 균형이 조화로운 상태가 됩니다. 아울러 그림 전체를 관찰하고 기억하며 색칠하는 순서를 정하는 행위만으로도 뇌는 활성화됩니다. 제대로 하려면 훈련이 필요한 고난이도의 명상보다는 그림 색칠을 추천합니다.

요즘에는 서점에 가면 성인용 컬러링 북이 많이 나와 있습니다. 단순한 어린이용보다 정교하고 섬세한 그림을 완성하는 편이 뇌 활성화에 도움이 되겠지요. 인터넷에는 색칠 그림 도안을 무료로 제공하는 사이트도 있으니 다양한 그림을 시도해 봅시다.

목청껏 노래하면
뇌도 몸도 춤춘다

노래는 뇌 호르몬을 촉진하고 고혈압을 예방한다

○

　노래는 에너지를 발산하는 과정입니다. 마음껏 노래를 부르면 엔도르핀과 같은 뇌 호르몬이 분비되어 뇌의 스트레스를 완화해 줍니다. 큰 소리로 노래를 부르며 치매 위험을 높이는 스트레스를 날려 버립시다.

　또, 노래 한 곡의 가사를 통째로 외우거나 음정과 박자에 맞춰 노래하면 뇌 전체를 사용하게 됩니다. 더욱이 목청껏 노래를 부르면 자연스럽게 복식호흡으로 이어집니다. 공기를 한껏 들이마시고 깊게 내쉬면 체내에 다량의 산소가 들어와 전신의 혈액순환이 원활해지고 치매를 위험하는 고혈압 예방에도 도움이 됩니다.

노래방에서 추억의 노래 부르기

○

치매 그레이 존 단계라면 일상생활 속에서 노래 부를 기회를 늘리기만 해도 효과를 기대할 수 있습니다. 일단 노래 부르기부터 시작해 볼까요. 단, 이웃에게 피해를 줄까봐 신경 쓰이는 분도 있지요. 그럴 때는 부부나 가족, 친구들과 함께 노래방으로 가면 됩니다. 같은 세대가 함께 추억의 노래를 부르면 자연스럽게 회상법을 실천하게 됩니다.(134쪽 참고) 가사를 나누어 차례대로 노래하는 등 게임처럼 즐기는 방법도 좋습니다.

그룹홈* 같은 곳에서는 가사를 바꾼 개사곡으로 즐기는 곳도 있다고 합니다. 또, 노래를 부르면서 손뼉을 치거나 발로 박자를 맞춘다면, 두 가지 이상의 동작을 동

---

* 그룹홈 : 우리나라의 노인 공동생활가정에 해당함. 노인성 질환으로 심신에 상당한 장애가 발생하여 도움이 필요한 노인에게 가정과 같은 주거 여건과 급식·요양, 그 밖에 일상에 필요한 편의 제공을 목적으로 하는 시설이다. - 역주

노래방에서 치매를 막아보자

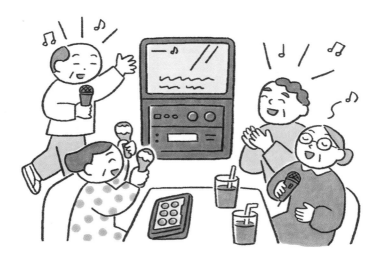

시에 수행하는 '듀얼 태스킹'이 되어 더욱더 강력한 뇌의 활성화를 기대할 수 있습니다.

2021년 오사카대학에서 65세 이상 노인 5만 2,601명의 데이터를 분석한 결과, 악기 연주 및 노래방을 다닌 노인 남성의 경우 치매 위험이 조금이라도 감소하였고, 여성은 더욱 눈에 띄게 감소했다고 합니다.

칭찬받기보다 칭찬하기가 뇌를 활성화한다

겉모습보다 내면을 칭찬하자

○

칭찬을 받으면 누구나 기분이 좋아지지요. 칭찬을 받으면 '의욕'과 '행복감'을 느끼게 하는 뇌 호르몬인 도파민이 분비됩니다. 특히 주목할 점은 내가 칭찬받는 것보다 남을 칭찬하는 편이 뇌가 활성화된다는 점입니다. 뇌 생리학자 아리타 히데호의 저서에서는 사람을 칭찬하면 앞서 설명한 옥시토신이 분비되어 사람에게 갖는 친밀감과 신뢰감이 높아지는 동시에 자신도 행복감을 얻게 된다고 설명합니다. 나보다 남을 위해 노력하는 일을 '이타'라고 하는데, 사람을 칭찬하는 일 또한 이타에 해당합니다.

그러면 마냥 칭찬하는 것보다 뇌를 더욱 활성화하는 칭찬법은 무엇일까요?

정답은 상대방의 내면을 칭찬하는 것입니다. 일반적으로 사람을 칭찬할 때는 외모나 패션 감각처럼 외적인 모습을 칭찬하는 경우가 많지요. 그러나 뇌를 활성화하는 칭찬법은 상대방의 노력이나 신념, 진실한 마음 등을 평가하는 것입니다.

그러려면 그저 듣기 좋은 말이 아니라 정확하게 사람을 관찰하고 적절하게 칭찬하는 힘을 길러야 합니다. 이 방법은 끊임없이 뇌를 풀 가동해야 하므로 뇌 활성화로 이어집니다. 적절하고 올바르게 칭찬하면 상대방도 기분이 좋아지고 자기 두뇌 훈련도 됩니다. '남에게 베풀면, 베푼 만큼 나에게 돌아온다.'라는 말이 있듯이 남을 칭찬하는 습관은 돌고 돌아 결국 나에게 돌아오는 법입니다. 이것을 '호혜'라고 합니다.

다만, 상대방을 칭찬하라는 조언을 들었다고 해도 아무런 대가 없이 일방적으로 타인을 위해 계속 노력하는 일은 부처님이 아닌 이상 불가능합니다. 끊임없이 '이타'를 실천하기 위해서는 '호혜'가 꼭 필요하며, 그편이 상대방에게도 도움이 됩니다.

서로 칭찬하는 것이야말로 제가 추구하는 치매 예방 대책의 이상향입니다. '쇠뿔도 단김에 빼라.'라는 말이 있습니다. 이 책을 덮으면서 바로 누군가를 칭찬해 보면 어떨까요? 남편, 아내, 부모님, 자녀, 손자, 친구, 동료 등 누구든지 좋습니다. '무엇을 어떻게 칭찬할까?' 그런 생각만 해도 틀림없이 가슴이 두근거리게 됩니다.

추억을 이야기하는 것만으로도
뇌가 튼튼해진다

과거를 생각하는 '회상법'

○

나이가 들수록 옛날이야기를 많이 한다고 하지요. 사실 옛날이야기는 인지기능 저하를 막는 효과가 있다는 주장도 있습니다. 치매나 치매 그레이 존에 접어든 사람은 최근 기억을 유지하기가 어렵습니다. 반면, 치매가 상당히 많이 진행되지 않는 한 옛 기억은 비교적 잘 유지됩니다. 이렇게 뇌 속에 잠들어 있는 기억을 의식적으로 끌어내는 심리 요법을 '회상법'이라고 합니다. 회상법은 의료나 돌봄 현장에서 치매 인지 재활 치료로 활용되고 있습니다.

이 회상법을 일상생활 속에서 잊지 말고 실천해 보세요. 부부나 가족 혹은 친구들과 함께 말이죠. 그저 추억을 이야기하는 것도 좋지만 주제를 정하면 더욱 효과를 보기 쉽습니다. 부부라면 처음 만난 날, 첫 데이트, 둘이 함께 본 영화나 여행, 공통된 친구, 자녀나 손자와 관련된 추억 등 말이죠. 단, 상대방의 말을 부정하지 않고 "그래, 그랬지.", "아, 그때 어땠더라?"처럼 서로에게 좋은 이야기 상대가 되어주는 것이 회상법의 핵심입니다.

일상생활 속 가전제품이나 생활용품을 주제로 삼는 방법도 추천합니다. 예를 들면, 옛날 흑백 텔레비전, 검은색 다이얼 전화기, 다리로 페달을 밟는 재봉틀, 보리차를 담았던 유리 주스 병 등이 있을 수 있죠. 제가 어렸을 적에는 아직 빨래판을 쓰는 가정이 많아 어머니가 물을 가득 채운 대야 앞에 쭈그리고 앉아 빨래하셨습니다. 이처럼 같은 세대이기 때문에 통하는 주제는 의사소통을 원활하게 합니다.

| '추억 여행'을 주제로 대화하기 |

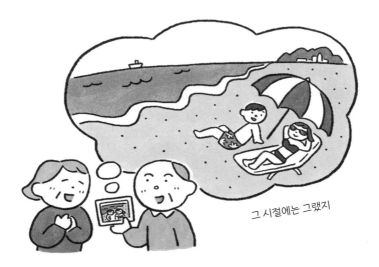

그 시절에는 그랬지

　쉬운 방법은 우선 추억을 되살리는 도구를 준비합니다. 옛날 사진이나 앨범, 그림, 추억의 물건이나 당시의 장난감 등이 좋습니다. 추억이 담긴 영화 관람이나 음악 감상도 좋겠지요. 이런 도구들을 준비해 두면 오감이 자극을 받아 좀 더 쉽게 기억을 되살릴 수 있습니다.

회상법의 3가지 효과

○

회상법이 인지기능에 미치는 효과에 대해서는 아직 뚜렷한 의학적 근거를 확보하지 못한 상태입니다. 그러나 회상법을 통해 다음과 같은 효과를 기대할 수 있습니다.

◆ ① 인지기능을 활성화한다

일단 옛날 일들을 이야기하기 시작하면 기억이 하나둘 되살아나는 경우가 있습니다. 회상법은 뇌에 보존된 특정 기억을 끄집어내는 '기억 상기'라는 작용을 촉진합니다. 회상법의 핵심은 '사람과 이야기를 나눈다.'라는 점입니다.

과거를 떠올리고 이야기를 나눌 때는 뇌 앞쪽 전두전야의 혈류가 증가한다고 알려져 있습니다. 2018년 국립장수의료연구센터의 조사 보고에 따르면 노인 20명에게 일주일 간격으로 10주간 집단 회상법을 실시한 결과, 기억과 관련된 인지기능 검사에서 눈에 띄는 효과가 나타났다고 합니다.

◆ ② 마음이 평온해지고 자신감을 되찾아 준다

과거를 돌아볼 때 느끼는 그리움이나 그 시절 즐거웠던 감정은 마음을 평온하게 합니다. 지나온 삶을 되돌아보며 성취한 일에 자신감과 긍지를 서서히 되찾아 가면서 긍정적인 마음을 갖게 합니다.

◆ ③ 의사소통의 재료가 된다

추억을 마음껏 이야기하는 것은 즐거운 일입니다. 같은 시대를 살아온 사람들끼리는 일체감이나 동지 의식도 생깁니다. 무엇보다 자기 이야기를 들어주는 상대가 있다는 사실만으로도 고독과 불안감에서 벗어날 수 있습니다.

회상법은 원래 노년기 우울증 치료법으로 1960년대에 미국 정신과 의사가 창안한 심리 요법입니다. 기분이 울적하고 가라앉으려 할 때 꼭 시도했으면 하는 방법입니다.

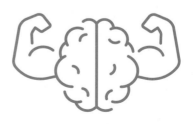

4장에서 소개할 내용은 운동입니다. '오늘 하루 정말 열심히 보냈다.'라는 생각이 드는 날일수록 뇌가 잘 돌아가는 것 같은 경험은 누구나 한 번쯤은 있지요. 그런 경험에는 도대체 어떤 신체 메커니즘이 작동하고 있을까요? 그 비밀을 근육과 뇌의 상관관계 및 두 가지 이상의 작업을 동시에 수행하는 '듀얼 태스킹'의 측면에서 밝혀보고자 합니다. 4장을 읽은 여러분은 '그런 거였구나!'하고 고개를 끄덕이며 당장이라도 운동을 시작하고 싶어질지도 모르겠군요. 그렇다면 우선 4장에서 소개하는 운동 습관부터 실천해 봅시다.

4장

치매 그레이 존에서
탈출하는 '운동 습관'

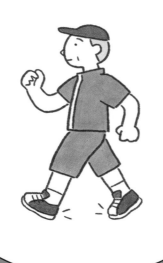

근육이 늘어나면 뇌의 신경세포도 늘어난다

근육 운동으로 두뇌 회전이 빨라진 Q씨

○

뇌 기능을 향상하는 방법으로 운동도 빼놓을 수 없습니다. 광고 대행사에서 근무하는 Q씨(62세, 남성)는 타고난 재치와 아이디어로 수많은 광고를 제작하여 높은 평가를 받아왔습니다. 그런데 40세가 넘어갈 무렵부터 두뇌 회전이 느려짐을 자각하고 '이제 실무에서 물러나야 하나……'하고 고민했다고 합니다. 그즈음 건강 검진에서 혈압, 혈당, 비만도의 지표인 BMI 수치가 높다는 결과가 나와 매일 운동해야 한다는 경고를 받았다고 합니다. 그래서 기분 전환을 겸해 헬스장을 다니며 런닝머신에서 걷고 근육 운동을 시작했습니다. 그런데 컴퓨터 앞에 앉아 있을 때는 전혀 떠오르지 않던 아이디어가 운동하는 도중에 번쩍 떠오르는 일이 많아졌다고 합니다.

Q씨는 운동을 계속하는 사이 업무 감각이 점차 되돌아와 다시 자신감을 가지고 일하게 되어 기쁘다고 말합니다. 건강 검진 수치도 개선되었고 근육이 늘어나 몸도 탄탄해져 가족들 사이에서 "아빠, 멋있어졌어."라는 칭찬이 자자하다고 합니다. 가족의 칭찬은 또다시 운동을 지속하는 동기 부여가 되었고, 최근에는 아내와 함께 헬스장에 갔다 돌아오는 길에 외식하는 새로운 즐거움이 생겼다고 합니다.

근육에서 보내는 뇌 활성화 신호

○

Q씨처럼 "운동을 시작하고부터 두뇌 회전이 빨라졌다."라는 사람들이 무척 많습니다. 운동은 치매 예방에도 효과가 뛰어나며, 일상생활에서 활동량이 많은 노인일수록 치매 발병률이 낮아지는 경향이 있다고 합니다. 운

동으로 뇌 기능이 활성화되는 이유로는 뇌 혈류량의 증가도 있지만, 그보다 더 주목해야 할 점은 '근육'입니다.

근육이 움직일 때 분비되는 마이오카인이라는 물질에는 뇌 신경세포의 감소를 막을 뿐만 아니라 뇌 신경세포를 재생하는 성분이 존재한다는 연구 결과가 보고되었습니다. 바로 얼마 전까지만 해도 근육은 뇌의 일방적인 명령에 따라 움직인다고 알려졌습니다. 그러나 사실은 근육에서도 끊임없이 뇌로 신호를 보내고 있으며 근육을 움직이는 것 자체가 뇌의 활성화를 돕는다는 사실이 밝혀졌습니다.

즉, 근육을 단련하는 사람은 뇌의 신경세포도 함께 늘리고 있는 셈입니다. "뇌 신경세포가 성인이 되어서도 늘어난다고요?"라며 놀라는 독자도 있을 것입니다. 말씀드린 것처럼 얼마 전까지만 해도 뇌 신경세포는 성인이 된 후에는 증가하지 않는다고 생각했습니다. 하지만 지금은 뇌 신경세포는 나이가 들어도 재생된다는 사실이 밝혀졌습니다. 하버드대학교 의학부 존 레이티 박사는 '운동이야말로 뇌 신경세포 재생에 가장 큰 효과를 기대할 수 있다.'라고 말합니다.

| 근육에서 보내는 신호는 뇌를 활성화한다 |

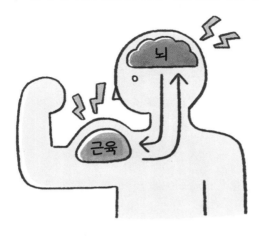

근육 손실은 기억력 장애를 부른다

○

운동은 감정 및 사고에 관여하는 도파민, 세로토닌, 노르아드레날린과 같은 신경전달물질의 분비를 촉진한다고 알려졌으며, 치매 그레이 존(MCI : 경도인지장애) 초기에 나타나는 '귀찮음' 개선에도 가장 효과가 높은 치료법입니다.

반대로, 운동 부족으로 근육이 손실되면 그것만으로도 알츠하이머병이 생길 수 있다는 사실이 도야마대학의 동물 실험에서 밝혀졌습니다. 실험 쥐(초로기 알츠하이머병에 걸린 생쥐 모델)에 근육 손실을 위험한 결과, 그렇지 않은 쥐에 비해 어린 쥐임에도 기억력 장애가 발생한 것입니다. 치매를 예방하고 치매 그레이 존에서 탈출하려면 꾸준한 운동은 필수입니다.

걷기법만 바꿔도
인지기능이 평균 34% 향상된다

걸으면서 근육을 단련하는 '인터벌 빨리 걷기'

중·고령층으로부터 "하체를 강화하려고 매일 걷고 있습니다."라는 말을 자주 듣습니다. 걷기 운동은 호흡으로 들이마신 산소를 사용해 지방을 연소시키는 유산소 운동입니다. 건강 증진과 다이어트에는 제격이지요.

그러나 단순히 걷기만 하면 치매 예방에 필요한 '근력 증강'까지는 이어지지 않는다는 사실이 중·고령층을 대상으로 한 조사에서 밝혀졌습니다. 이왕 걷는다면 제대로 근육도 키우고 치매 예방에도 도움이 되도록 걸어 봅시다.

그래서 추천하는 운동법은 '인터벌 빨리 걷기'입니다. 인터벌 빨리 걷기란 근육에 힘을 주는 '빨리 걷기'와 힘을 주지 않는 '천천히 걷기'를 번갈아 가며 반복하는 걷기법입니다. 중·고령층이 무리하지 않으면서 근력과 지구력을 향상하는 훈련법으로, 신슈대학 연구진이 개발한 운동법입니다.

노인을 대상으로 인터벌 빨리 걷기를 5개월간 실시한 연구에 따르면, 참가자들의 체력이 평균 6% 향상되었다고 합니다. 참가자 중 20%는 치매 그레이 존을 진단받았지만, 인터벌 빨리 걷기를 실시한 후에는 인지기능이 평균 34%나 개선되었다고 합니다.(NPO 법인 주쿠넨 체육대학 리서치센터 연구 인용) 인터벌 빨리 걷기는 치매 및 치매 그레이 존의 위험 인자로 알려진 생활습관병과 우울증, 수면장애, 골다공증 개선에도 도움이 된다고 입증되었습니다.

인터벌 빨리 걷기 방법

○

① 3분간 빨리 걷고, 다음 3분은 천천히 걷는다.

② ①을 하루 5세트 이상 한다.(1세트씩 시간 간격을 두고

실시해도 OK)

③ 주 4일 이상을 목표로 5개월 이상 지속한다.

빨리 걷기는 약간 힘들다고 느낄 정도가 좋습니다. 천천히 걸을 때는 호흡을 가다듬으면서 본인에게 편한 속도로 걷습니다. 시선과 자세, 보폭은 다음 그림에서 제시한 바른 자세가 흐트러지지 않도록 의식합니다. 인터벌 빨리 걷기로 허벅지 근육이 튼튼해지면 낙상 예방에도 도움이 됩니다. 최근에는 인터벌 빨리 걷기의 시간 간격(3분)을 알려주거나 걷는 속도를 기록하는 스마트폰용 무료 앱도 있습니다.

스톱워치나 손목시계도 좋지만 걷기에 의식을 집중하려면 스마트폰 앱을 사용하는 편이 편리합니다. 지병이 있어 병원에 다니는 분은 의사와 상담 후 실시하세요.

인터벌 빨리 걷기의 올바른 자세

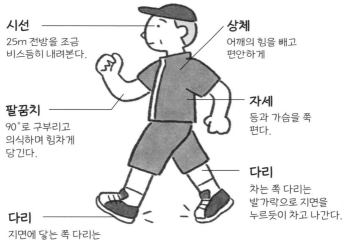

시선
25m 전방을 조금
비스듬히 내려본다.

상체
어깨의 힘을 빼고
편안하게

팔꿈치
90°로 구부리고
의식하며 힘차게
당긴다.

자세
등과 가슴을 쭉
편다.

다리
차는 쪽 다리는
발가락으로 지면을
누르듯이 차고 나간다.

다리
지면에 닿는 쪽 다리는
무릎을 펴고 발가락을
들어 올려 발뒤꿈치부터
부드럽게 내딛는다.

보폭 넓이
평소보다 큰 보폭

남성 : 평상시 보폭 + 5cm
여성 : 평상시 보폭 + 3cm

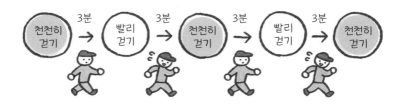

'훌라댄스'로 속 근육을
단련한다

우아해 보여도 체간 근육을 확실하게
단련해 주는 훌라댄스

○

'시간을 재면서 걸어야 한다니 귀찮아요.', '좀 더 쉽고 즐거운 운동법은 없을까요?'

'귀찮음'이 시작된 분들에게서 이런 목소리가 들리는 듯하네요.

인터벌 빨리 걷기는 결코 귀찮은 운동이 아닙니다. 그렇지만 일단 운동에 흥미를 갖는 것이 중요하니 설렘과 즐거움이 가득한 근육 운동으로 누구나 쉽게 할 수 있는 훌라댄스를 소개합니다.

훌라댄스는 '핸드 모션'이라는 부드럽고 아름다운 손동작이 특징인 하와이 전통춤입니다. 부드럽고 우아한 동작은 언뜻 보기엔 근육 운동과는 거리가 멀어 보이지만 하반신에 쓰는 힘은 상당합니다. 맨발로 서서 발바닥과 발가락으로 지면을 단단히 딛고 몸의 중심을 낮춘 채 무릎을 구부리고 쉬지 않고 허리를 좌우로 흔들며 스텝을 밟습니다. 이런 자세로 춤을 추면 발가락 끝에서부터 허벅지, 엉덩이, 허리에 이르기까지 속 근육 곳곳이 요동칩니다. 근육 중에서 가장 큰 허벅지 근육이 튼튼해져 기초대사량이 올라가 살이 잘 찌지 않는 체질이 됩니다.

우아한 손동작도 보기와 다르게 힘이 들어 팔 근육을 단련할 수 있고, 섬세한 동작을 기억하기 위해 뇌도 활성화됩니다. 오랜 기간 하다 보면 체간 근육이 단련되어 신체의 균형이 바로잡히고 쉽게 넘어지지 않는 몸을 만들 수 있습니다.

후쿠오카대학 스포츠과학부 모리구치 데쓰시 교수가 40~50대 여성을 대상으로 한 조사에 따르면 훌라댄스 수업을 2시간 받은 사람은 '활력'이 높아지는 한편 '긴장', '우울', '피로'와 같은 부정적인 감정은 낮아졌다고 합니다. 훌라댄스가 심리적인 측면에서도 긍정적인 영향을 끼친다는 증거입니다.

훌라댄스는 원래 문자가 없었던 하와이 부족들이 자신의 기분을 전달하기 위해 추었던 춤이라고 전해집니다. 화려한 의상을 입고 춤을 추면 정서적인 설렘이 한층 가득해져 두뇌 활성화로 이어집니다.

일본에서는 훌라댄스라고 하면 여성적인 이미지가 강하지만 남성에게도 근력 단련과 두뇌 훈련으로 매우 훌륭합니다. 실제로 최근에는 훌라댄스 교실에 다니는 남성도 조금씩 증가하는 추세라고 하는군요.

훌라댄스 운동 방법

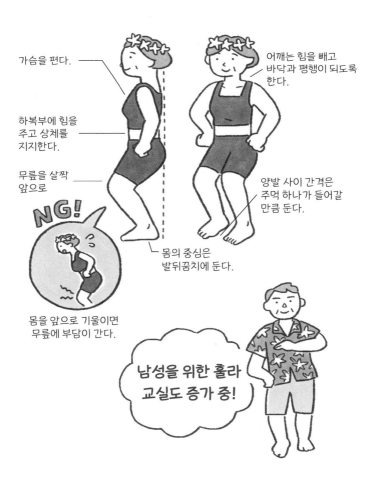

가슴을 편다.

어깨는 힘을 빼고 바닥과 평행이 되도록 한다.

하복부에 힘을 주고 상체를 지지한다.

무릎을 살짝 앞으로

양발 사이 간격은 주먹 하나가 들어갈 만큼 둔다.

NG!

몸의 중심은 발뒤꿈치에 둔다.

몸을 앞으로 기울이면 무릎에 부담이 간다.

남성을 위한 훌라 교실도 증가 중!

'시냅솔로지' 사고방식으로
뇌를 단련한다

몸을 움직이고 머리로 생각한다

한 가지 더 소개하고 싶은 운동 습관은 '시냅솔로지'입니다. 시냅솔로지는 일본 스포츠 클럽 체인인 르네상스가 개발한 두뇌 활성화 방법인데, 두 가지 이상의 작업을 동시에 수행하는 '듀얼 태스킹'(162쪽 참조)을 기본으로 합니다.

시냅솔로지에서의 듀얼 태스킹은 '몸을 움직이는 작업'과 '머리로 생각하는 작업' 두 가지입니다. 예를 들어 가위바위보나 저글링처럼 기본적으로 '신체를 움직이

는 동작'이 있다고 가정해 봅시다. 그 동작에 '머리로 생
각하는 과제'를 추가합니다. 그리고 이 두 가지 과제를
끊임없이 변화시킵니다. 여기에서는 먼저 스카프를 이
용한 시냅솔로지 방법을 소개하겠습니다. 이름도 '스카
프 돌리기'입니다.

뇌를 단련하는 '스파이스 업'

○

준비물은 가볍게 묶은 스카프만 있으면 됩니다. 스
카프가 없다면 손수건이나 수건도 좋습니다. 2명이 2m
정도 간격을 두고 마주 서서 스카프를 던지고 받습니
다. 이때 던지는 사람과 받는 사람에게는 다음과 같은
규칙이 있습니다.

○ 던지는 사람은 스카프를 던질 때 '왼쪽', '오른쪽'
  이라고 임의로 지시합니다.
○ 받는 사람은 양손으로 스카프를 받고 '왼쪽', '오
  른쪽'이라고 지시어를 복창하면서, 스카프를 지
  시한 방향의 몸 주위로 한 바퀴 돌립니다.

◦ 던지는 쪽과 받는 쪽을 번갈아 바꿔가며 반복합니다.

던지고 받는 동작에 일상생활에서는 거의 하지 않는 '몸 주위로 돌린다.'라는 동작을 추가하고, 상대방의 지시를 즉각 이해해야 하는 듀얼 태스킹이 요구되는 것이죠.

| 스카프 돌리기 기본 동작 |

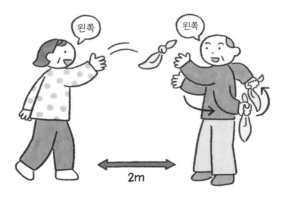

받는 사람은 스카프를 몸 주위로 돌리는 동시에 지시한 말을 '소리 내어 따라 함.(입과 혀를 움직임)'으로써 뇌를 자극한다. 양손으로 받기가 너무 쉬울(뇌로 가는 자극이 약함) 때는 지시한 쪽 손으로만 스카프를 받아 난도를 높인다.

이 방법만으로도 충분히 뇌에 자극을 줄 수 있지만, 여기에 조금 더 변화를 줘볼까요. 시냅솔로지에서는 이 것을 '스파이스 업'이라고 지칭합니다. 이 장에서는 스 파이스 업 두 가지를 소개합니다.

◆ 스파이스 업 ❶

던지는 사람은 지시하는 말을 '왼쪽', '오른쪽'에서 '새', '물고기'로 바꿉니다. 받는 사람은 '새'라고 들 으면 '새'라고 대답하면서 받고, 스카프를 몸 왼쪽으 로 한 바퀴 돌립니다. '물고기'라고 들으면 '물고기' 라고 대답하면서 받아, 스카프를 몸 오른쪽으로 한 바퀴 돌립니다.

◆ 스파이스 업 ❷

동작은 스파이스 업 ① 과 똑같은 방법으로 하되 '새' 라고 들었으면 새의 이름을 말하면서 스카프를 받 고, '물고기'라고 들었으면 물고기의 이름을 말하면 서 받습니다.

스카프 돌리기 스파이스 업

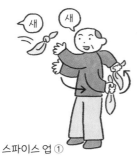

스파이스 업 ①
던지는 사람이 지시하는 말을
왼쪽→새, 오른쪽→물고기로 바
꾼다.

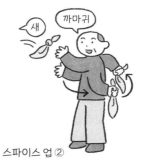

스파이스 업 ②
받는 사람의 말도 바꾼다.
'새'라고 말하면 구체적인 새의 이
름을, '물고기'라고 말하면 구체적
인 물고기 이름을 말한다.

변화에 민첩하게 대처하셨나요?

이렇게 감각기관과 인지기능에 자극 변화를 주어 뇌
에 적당히 혼란스러운 상황을 만들어 냅니다. 이것이
바로 시냅솔로지의 묘미입니다.

스카프를 이용한 시냅솔로지 방법을 한 가지 더 소
개하지요. 이번에는 스카프 외에 오재미를 준비합니다.
오재미가 없으면 고무공이든 둥글게 뭉친 종이공이든
아무것이나 상관없습니다.

손의 움직임을 바꿔가며 뇌의 자극을 업!

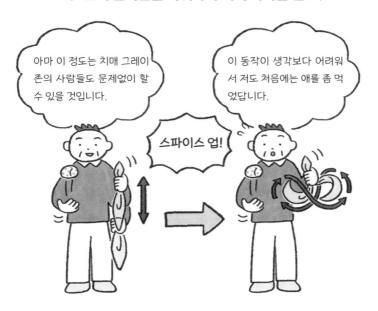

- 한 손은 오재미를 위로 던지고 받는 동작을 반복하고 다른 한 손은 스카프를 위아래로 흔듭니다.

- 여기서 스파이스 업! 오재미를 잡은 손은 전과 같은 동작(위로 던지고 받기)을 하면서, 스카프는 삼각형이나 가로로 8자를 그리며 돌립니다.

동시 작업으로
뇌를 자극하고 인지기능을 향상한다

빙글빙글 손가락 돌리기

○

우리는 일상생활 속에서 자연스럽게 두 가지 이상의
동작을 동시에 수행합니다. 이를테면 요리할 때 식재료
를 다지면서 볶는다거나 전화하면서 메모하는 일처럼
말이죠. 두 가지 이상의 동작을 동시에 수행하는 것을
'듀얼 태스킹'이라고 하는데, 평소에는 당연하게 수행
할 수 있는 일들이 치매 그레이 존 사람에게는 어려워
집니다. 인지기능이 쇠퇴하면서 두 가지 이상의 정보를
정확하게 처리하지 못하게 되기 때문입니다. 즉, 거꾸

로 생각하면 듀얼 태스킹을 통해 쇠퇴한 인지기능을 단련할 수 있다는 뜻이 됩니다.

부담 없이 간단하게 할 수 있는 듀얼 태스킹으로는 '대화하면서 산책하기'를 추천합니다. 혼자서 묵묵히 걷지 말고, 누군가와 대화하면서 걸으면 자연스럽게 듀얼 태스킹을 실천하게 됩니다. 또 틈틈이 손가락을 움직이는 것만으로도 듀얼 태스킹을 수행할 수 있습니다.

◆ 빙글빙글 손가락 돌리기

① 양손 손가락을 모아붙여 돔 모양으로 둥글게 만듭니다.

② 엄지를 빙글빙글 10회 돌리고 그다음은 반대 방향으로 10회 돌립니다.

③ 검지를 똑같이 10회 돌리고, 반대 방향으로 10회 돌리며 중지, 약지, 소지 순으로 돌립니다.

④ 다음으로 두 개의 손가락(엄지와 검지, 또는 검지와 중지, 검지와 약지 등)을 동시에 돌려봅니다.

손가락으로 하는 듀얼 태스킹

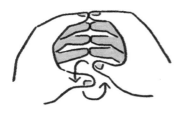

양 손가락은 서로 붙이고 엄지만 뗀 채 빙글빙글 10회, 반대로 10회. 다음은 검지만 떼어 똑같이 반복. 중지, 약지, 소지(새끼 손가락)도 차례로 돌린다. 돌리는 손가락은 서로 닿지 않게 한다. 그 외의 손가락은 서로 떨어지지 않게 주의한다.

손가락 두 개를 동시에 빙글빙글

여기서부터 '듀얼 태스킹'. 손가락 두 개를 똑같은 방법으로 돌린다. '엄지와 검지', '검지와 중지', '중지와 약지', 등 다양한 조합으로 실행한다. 돌리고 있는 손가락은 두 손가락 모두 서로 닿지 않도록 주의한다.

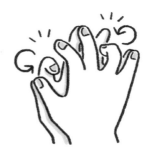

③까지는 일반적인 손가락 돌리기지만, ④를 추가하면 듀얼 태스킹이 됩니다. 손가락끼리 서로 닿지 않도록 돌리는 것이 요령입니다. 조금만 방심하면 손가락이 바로 닿아 버리므로 집중력이 필요합니다. 익숙해지면 돌리는 방향을 바꿔 보는 등 나만의 방식으로 변형하면 효과를 더욱 높일 수 있습니다.

한 손은 바위·보, 한 손은 손가락 접기

○

이 외에도 혼자서 손을 움직이며 즐길 수 있는 두뇌 체조도 있습니다. 일명 '한 손은 바위·보, 한 손은 손가락 접기'라는 체조입니다.

◆ 방법

① 양손을 펴고 가위바위보의 '보'를 합니다.

② 왼손은 '바위'를 하고 오른손은 엄지를 접으며 '1'이라고 셉니다.

③ 다음은 왼손을 '보'를 하고 오른손은 검지를 접으면서 '2'라고 셉니다.

④ 그다음에는 왼손을 '바위'를 하고 오른손은 중지를 접습니다. 이렇게 계속해 5까지 셌으면 오른손 소지부터 펴면서 10까지 셉니다.

◆ 포인트

마지막에 양손이 '보'가 되었으면 합격입니다.

'혼야마식 근력 운동'으로
뇌를 자극한다

걷거나 서서 근력 운동을 하기가 어려운 독자를 위해, 앉아서 할 수 있는 근력 운동을 소개해 볼게요. 쓰쿠바대학 대학원의 혼야마 아키유키 씨가 고안한 '혼야마식 근력 운동'입니다.

혼야마식 근력 운동은 대부분 앉은 채로 할 수 있을 뿐만 아니라 자신의 힘을 최대한 이용하여 근육에 힘을 가하고, 힘을 가한 부위에 의식을 집중하는 것이 특징입니다. 근육의 자극이 느껴지도록 의식을 집중하면 근육과 뇌의 감각 신경이 연결되어 인지기능 개선에 큰 효과를 기대할 수 있습니다.

뇌 강화 근력 운동 ①

○

◆ **운동 방법**

① 무릎이 직각으로 구부러지는 높이의 의자에 앉
   습니다.

② 양손을 주먹을 쥐고 붙여서 무릎 사이에 끼워 넣
   습니다.

③ 양손으로 허벅지를 벌리듯 좌우로 힘껏 밀어내
   는 한편, 양다리는 벌어지지 않게 온 힘을 다해
   오므립니다. 즉, 팔과 다리를 서로 반대 방향으로
   있는 힘껏 힘을 줍니다.

④ 10초 지나면 힘을 뺍니다.

⑤ 이 동작을 2회 반복합니다.

◆ **포인트**

팔다리 근육의 자극에 의식을 집중하면, 팔다리의
말초신경에서 뇌로 신호가 전달됩니다.

| 팔다리, 복근, 체간 근육까지 강화 |

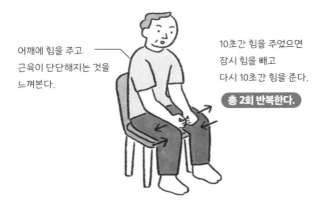

어깨에 힘을 주고
근육이 단단해지는 것을
느껴본다.

10초간 힘을 주었으면
잠시 힘을 빼고
다시 10초간 힘을 준다.

총 2회 반복한다.

　이 운동을 하면 뇌가 크게 자극받아 인지기능을 회복할 수 있다고 알려졌습니다. 무척 간단한 동작이지만 실제로 해보면 만만치 않습니다. 팔다리의 근육뿐만 아니라 복근과 체간 근육도 함께 사용하므로 자연스럽게 전신 근육을 강화할 수 있습니다.

　집중해서 힘을 주는 것이 요령입니다. 힘을 준 근육 부위에서 강한 자극이 느껴질 정도로 있는 힘껏 서로 밀어내 봅니다. 그래도 아무 느낌이 없다면 말초신경의 신호가 뇌에 전달되지 않았을 가능성이 있으며 감각 신경이 둔해진 상태입니다.

뇌 강화 근력 운동 ②

○

허벅지 근육과 배의 복근을 강화하는 방법으로 다음
과 같은 근력 운동도 도움이 됩니다.

◆ **운동 방법**

① 등받이에 기대지 않고 의자 앞쪽에 걸러앉아 양
　손으로 의자를 가볍게 잡습니다.

② 한쪽 발은 앞으로 뻗습니다. 이때 허벅지 근육에
　의식을 집중합니다.

③ 무릎을 수평으로 곧게 편 상태에서 10cm 정도 더
　올리거나 반대로 10cm 정도 내리는 동작을 10초
　동안 천천히 2~3회 반복합니다.

④ 다음은 반대쪽 발로 ②, ③을 실행합니다.

⑤ 이 동작을 좌우 5회씩 반복합니다.

◆ **포인트**

감각 신경의 상태를 파악해 치매 그레이 존 진단에
도 사용되는 방법입니다.

| 복근, 허벅지 근력 강화 |

바닥과 평행이 되도록 한쪽 발을 곧게
펴서 들어 올린다. 그대로 수평보다
10cm 정도 위아래로 움직인다.
10초씩 2~3회 반복한다.

좌우 5세트씩 실행한다.

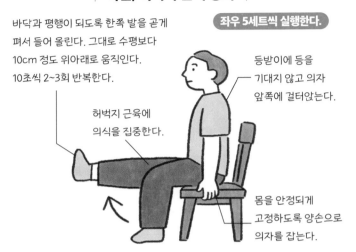

등받이에 등을
기대지 않고 의자
앞쪽에 걸터앉는다.

허벅지 근육에
의식을 집중한다.

몸을 안정되게
고정하도록 양손으로
의자를 잡는다.

치매 그레이 존인 사람은 신체 말단에서 감지한 자
극을 뇌로 전달하는 감각 신경이 둔해진 경우가 많으므
로, 이 근력 운동은 치매 그레이 존 진단에서도 사용됩
니다.

앞으로 뻗은 다리를 위로 올렸을 때 허벅지에서 느껴
지는 근육의 통증이 '아무 느낌이 없다.'는 0, '참을 수
없을 정도로 아프다.'는 10으로 하여 10단계로 자가 진
단해 봅니다. 건강한 사람은 뻗은 다리를 10초 이상 위

쪽으로 올리는 자세가 상당히 힘들어서 '5~10'의 강한 통증을 느낍니다. 반면, 통증을 느끼지 않는 '0~1'에 해당하는 사람은 인지기능이 현저하게 떨어졌을 가능성이 있습니다. 또, 통증을 못 느끼거나, 느끼더라도 거의 감각이 없는 '0~3'에 해당하는 사람은 치매 그레이 존을 의심해 봐야 합니다.

뇌 강화 근력 운동 ③

○

효과적인 혼야마식 근력 운동을 한 가지 더 소개합니다.

◆ **운동 방법**

① 의자에 앉아서 등을 곧게 펴고 양손으로 의자를 잡습니다.

② 한 발씩 번갈아 가며 높게 들어 올립니다. 다른 발은 바닥을 딛어도 괜찮습니다.

③ 번갈아 가며 총 20회 실시합니다.

④ 이 동작을 2회 반복합니다.

◆ **포인트**

다리를 높이 들려면 배와 허벅지 근육을 사용합니다. 이 두 개의 근육에 집중해서 자극을 느껴봅니다. 특히 몸에서 가장 큰 근육인 허벅지 근육의 자극에 집중하면 더 큰 자극이 뇌에 가해집니다. 다리와 허리가 약해지기 쉬운 노인의 낙상 예방에도 도움이 됩니다.

│ **다리, 허리 근력 강화** │

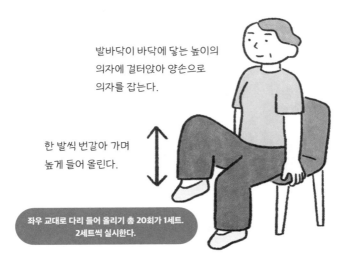

발바닥이 바닥에 닿는 높이의 의자에 걸터앉아 양손으로 의자를 잡는다.

한 발씩 번갈아 가며 높게 들어 올린다.

좌우 교대로 다리 들어 올리기 총 20회가 1세트. 2세트씩 실시한다.

혼야마식 근력 운동은 근육을 단련함과 동시에 자극을 느낄 수 있도록 집중하는 것이 중요합니다. 꼭 '근육의 신호'를 느껴봅시다.

일상 속 스트레칭으로
치매 위험을 낮춘다

텔레비전을 보면서 '발등과 발목 스트레칭'

운동하기가 너무 귀찮다면 '무엇인가와 병행하는 스트레칭'을 추천합니다. 이 방법으로 몸의 유연성이 좋아지면 혈관 근육도 부드러워지므로 치매의 기폭제가 되는 동맥경화를 억제해 줍니다. 또, 알츠하이머병의 요인 중 하나로 꼽히는 뇌 속의 단백질 '당화'(당을 과다 섭취해 단백질과 당이 결합하여 탄 것처럼 갈색으로 변하는 현상)나 낙상 예방에도 효과가 있습니다. 텔레비전을 보면서 해도 좋으니 매일 실천해 봅니다.

◆ 운동 방법

① 의자 앞쪽에 걸터앉아 왼발 발등이 바닥을 향하게 합니다.

② 무릎을 비스듬하게 아래쪽으로 밀어내면서 발가락, 발등, 발목 순으로 늘어나는 근육을 의식합니다. 각각 자극이 오는 지점에서 3초간 정지합니다.

③ 양발을 번갈아 가며 3세트 실시합니다.

│ 발등 발목 스트레칭 │

의자 앞쪽에 걸터앉아 왼발의 발등이
바닥을 향하게 한다.

무릎을 비스듬히 아래로 밀어내면서
발가락, 발등, 발목 순으로 스트레칭 한다.

집에서 언제든지 가볍게 실시한다.

5장에서는 생활 습관에서 가장 중요한 '식사'와 '수면'을 이야기합니다. 치매 그레이 존에서 모든 것이 귀찮아지게 되면 식사를 소홀히 하기 쉽습니다. 외식이나 사다 먹는 반찬 위주의 식습관은 뇌 질환의 위험을 높입니다.

반면, 과학적으로 검증된 '뇌에 좋은 식사법'은 치매 발병 위험을 최대 23%나 낮춘다는 보고가 있습니다. 또한 양질의 수면은 '뇌의 찌꺼기'를 씻어내는 데 필수입니다. 잘 먹고 잘 자는 생활 습관을 이길 건강법은 없습니다.

치매 그레이 존에서 탈출하는 '식습관·수면 습관'

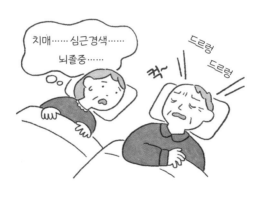

치매······ 심근경색······
뇌졸중······

드르렁
드르렁

퀵~

식사와 뇌혈관성 치매의
밀접한 관계

혼자 생활하는 노인이 빠지기
쉬운 영양 불균형이란?

치매를 예방하고 개선하려면 매일 먹는 식사도 중요합니다. 나이가 들수록 위장 기능이 저하되어 식욕이 떨어지고 미각도 둔해지기 때문에 영양 섭취가 한쪽으로 쏠리기 쉽습니다.

R씨(71세, 남성)도 마찬가지였습니다. 1년 전쯤 아내와 사별하고 혼자가 된 R씨는 요리를 못해 아침과 점심은 일단 포만감이 드는 삼각김밥과 빵으로 때우기 일쑤였

습니다. 또, 젊었을 때부터 술을 무척 좋아했던지라 술 안주도 할 겸 감자튀김이나 치킨을 매일 저녁 먹었습니다.

그 결과, 운동 부족까지 겹쳐 식사량은 많지 않은데도 불구하고 혼자 살기 시작한 지 1년 사이에 체중이 10kg이나 늘었습니다. 생활습관병의 원인이 되는 '내장 지방형 비만'으로, 팔다리는 가늘고 배만 볼록 나온 이른바 거미형 체형이 되었습니다. 얼마 지나지 않아 쓰레기조차 버리기 귀찮아해 집안이 쓰레기장이 되기 직전에 이르렀습니다. 이를 보고 예삿일이 아니라고 생각한 큰 며느리가 병원에 상담을 요청했습니다.

혼자 사는 노인의 경우 R씨와 같은 식생활을 하기가 쉽습니다. 탄수화물 섭취는 증가하는 반면 채소와 단백질이 턱없이 부족해 비만이 되거나 반대로 근육과 살이 빠지는 사람이 많습니다.

원래 요리를 좋아하는 여성이라도 치매 그레이 존이 시작되면 요리하지 않게 되는 동시에 미각과 후각이 둔해져 음식에 관한 관심 자체가 없어지게 됩니다. 따라서 밥과 김치만으로 식사를 대신하거나 가공식품만 먹는 경우도 흔합니다. 또 대충 편의점이나 슈퍼에서 사 온 도시락과 컵라면을 주식으로 삼는 사람도 상당히 많습니다.

그 결과 염분과 지방 섭취량이 늘어날 수밖에 없어 고혈압이나 당뇨병으로 이어지기 쉽습니다. 생활습관병은 혈관에 손상을 주어 동맥경화에서 뇌혈관성 치매로 이어질 수 있습니다. 더욱이 당뇨병에 걸리면 알츠하이머병의 위험도 커집니다. 생활습관병이 위험하는 치매 발병 위험은 앞으로 자세히 다루겠지만, 몸과 뇌건강의 기본은 식생활입니다. 이 장에서는 먼저 뇌를 건강하게 하는 식사법부터 이야기하겠습니다.

치매 발병률이 최대 23%나 낮아지는 뇌에 좋은 식사법

뇌와 몸 건강을 동시에 잡는
'지중해식 식단 피라미드'

○

치매 예방에 효과적인 식사로는 '지중해식 식단'을 들 수 있습니다. 지중해식 식단은 지중해 연안에 있는 나라(이탈리아, 그리스, 스페인 등)에서 오래전부터 먹던 전통 식단을 말합니다. WHO(세계보건기구)도 건강에 좋은 식생활 지표로 지중해식 식단을 권장하고 있으며, 이는 치매를 위험하는 뇌혈관 질환이나 당뇨병과 같은 생활습관병 예방에도 도움이 되는 것으로 알려져 있습니다.

2023년 3월 영국 인터넷 의학 저널(BMC Medicine)에 지중해식 식단을 섭취하는 사람은 그렇지 않은 사람보다 치매 발병률이 최대 23%나 낮았다는 보고가 실렸습니다. 이 보고서는 6만 명 이상의 사람들을 대상으로 약 9년에 걸쳐 추적한 조사 결과를 바탕으로 삼고 있습니다.

| 지중해식 식단 피라미드 |

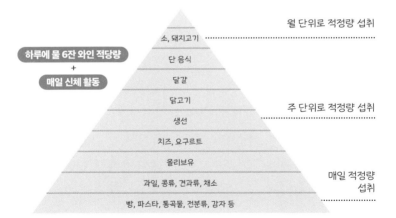

앞의 그림은 지중해식 식단의 식재료를 섭취한 빈도별로 분류하여 기록했습니다. 이를 '지중해식 식단 피라미드'라고 부르며, 자주 섭취하는 음식일수록 아래쪽에 표기됩니다.

지중해식 식단의 특징은 다음과 같습니다.

- 고기보다 생선을 많이 섭취한다.
- 식용유는 올리브유를 사용한다.
- 견과류, 콩류, 채소, 과일과 같은 식물성 식품이 풍부하다.
- 레드와인을 적당량 즐긴다.

모든 재료를 다 챙겨 먹기는 어렵지만 조금씩이라도 이 식재료들을 섭취하도록 노력합시다. 이러한 노력이 쌓이면 식습관이 변하고 치매 그레이 존에서 탈출할 확률이 커집니다.

고기보다 생선이 몸에 좋은 이유는 불포화 지방산

O

그러면 왜 지중해식에서는 고기보다 생선을 권장할까요? 그 이유는 생선에 풍부한 '오메가3'라는 불포화지방산(DHA·EPA) 때문입니다. 오메가3 지방산을 매일 섭취하면 뇌의 기억력과 학습 능력 향상에 도움이 된다고 알려졌습니다. 65세 이상의 일본인 약 1만 3,000명을 대상으로 한 도호쿠대학 연구진의 조사에서도, 생선 섭취량이 가장 많은 그룹은 생선 섭취량이 가장 적은 그룹에 비해 치매 위험이 16%나 감소했다고 보고했습니다.

생선 중에서도 참치, 다랑어, 고등어, 정어리, 꽁치 같은 등푸른생선에 오메가3가 많이 함유되어 있습니다. 간편하게 고등어 통조림이나 정어리 통조림을 활용해도 좋겠지요. 미역, 다시마, 톳과 같은 해조류 또한 오메가3가 풍부하며, 들기름과 아마씨유도 오메가3 지방산(α-리놀렌산)의 좋은 공급원입니다.

고기는 지방으로 분류하면 포화지방산인데, 생선의 오메가3보다는 건강에 좋지 않습니다. 하지만 단백질 섭취를 위해서는 무척 우수한 식품입니다. 장수한 사람

중에는 고기를 자주 섭취하는 사람도 많다고 하듯이, 샤부샤부처럼 지방을 제거하고 먹는 조리법이라면 고기도 '착한 음식'으로 변신합니다. 지중해식 식단에서도 지방이 적은 살코기는 한 달에 두어 번 정도 섭취하면 좋다고 합니다.

최강의 조합은 오메가3와 올리브유

○

올리브유에는 불포화지방산 오메가9으로 분류되는 '올레인산'이 풍부해 오메가3와 마찬가지로 치매 예방에 효과가 있다고 합니다. 미국 연구진이 실시한 동물 실험에서는 올리브유가 풍부한 먹이를 먹인 생쥐(알츠하이머병 유전자를 주입한 생쥐)는 인지기능이 높고 알츠하이머병의 원인으로 알려진 아밀로이드 베타, 속칭 '뇌의 찌꺼기'(193쪽 참조)도 덜 축적된 것으로 확인되었습니다. 참고로 이 연구에 사용된 올리브유는 올리브 열매를 짜서 걸러내기만 한 고품질의 엑스트라 버진 올리브유입니다. 앞서 소개한 오메가3가 풍부한 들기름이나 아마씨유는 산화되기 쉬워 가열 조리에는 사용할 수 없으므로, 평상시 식생활에서는 오메가3 함유 식용유와 올리브유를 적절히 섞어 사용하면 가장 강력한 치매 예방법이 됩니다.

간식이나 술안주로 좋은 견과류

○

아몬드, 캐슈너트와 같은 견과류에도 올리브유와 같은 올레인산이 풍부하게 함유되어 있습니다. 견과류에는 뇌의 신경세포를 손상하는 활성산소(독성이 강한 산소)의 공격을 막아주는 비타민E와 폴리페놀과 같은 항산화 성분도 포함되어 치매 예방 및 개선에는 최고의 식품입니다.

이탈리아에서 65세 이상의 치매 환자를 대상으로 3년 동안 조사한 연구에서는 평상시 견과류를 섭취하는 그룹은 그렇지 않은 그룹에 비해 인지기능 저하가 감소했다고 밝혔습니다. 견과류를 매일 섭취하기가 쉽진 않겠지만, 간식이나 술안주 등으로 견과류를 적극 섭취할 것을 추천합니다.

적당량의 와인은 뇌를 지킨다

○

와인을 좋아하는 사람에게는 희소식입니다. 프랑스에서 65세 노인 3,800명을 대상으로 수년간 추적 조사한 연구에 따르면 와인을 하루 3~4잔 마시는 사람은 술을 전혀 마시지 않는 사람에 비해 알츠하이머병 발병률이 4분의 1로 낮아졌다고 합니다. 레드와인에 함유된 '폴리페놀'이라는 항산화 성분이 뇌의 신경세포를 지키는 데 효과적이라고 합니다.

반대로 유감스러운 소식도 있습니다. 장기간에 걸쳐 과음을 지속하면 치매에 걸릴 위험이 커진다는 사실은 이미 많은 연구를 통해 밝혀졌고 와인 역시 예외는 아닙니다. 일본 의과대학 조사에서는 술이 약한 사람(알코올을 분해하는 효소의 작용이 약한 사람)이 매일 술을 마시면 알츠하이머병이 발병하기 쉽다는 사실이 밝혀졌습니다.

스위스 취리히대학에서 75세 이상 노인을 대상으로 10년간 조사한 연구에서는 레드와인의 섭취 빈도가 높으면 남성은 알츠하이머병 발병률이 낮지만, 여성은 반대로 발병률이 높아진다는 연구 결과가 나왔습니다.

일본 후생노동성은 적당한 음주의 기준으로 하루 평균 순 알코올양[*] 20g 정도가 바람직하다고 발표했습니다. 다음의 표는 적정 음주량을 주류별로 정리한 표입니다.

| 적정 음주량 |

맥주(알코올 도수 5%)	1병(500㎖)
소주(알코올 도수 16%)	소주잔 3.5잔(180㎖)
위스키(알코올 도수 43%)	더블샷 1잔(60㎖)
와인(알코올 도수 12%)	와인잔(½쯤 채워서) 2잔(180㎖)

---

[*] 순 알코올양 : 술을 마실 때 인체에 흡수되는 알코올양 - 역주

후생노동성은 음주 시 다음과 같은 주의 사항도 당부하고 있습니다.

- 여성의 음주 적정량은 남성보다 더 적다.
- 술을 조금 마셔도 얼굴이 붉어지는 사람은 알코올 대사 능력이 낮으므로 권장량보다 적은 양이 적당하다.
- 65세 이상 노인은 음주 적정량이 더 적다.
- 알코올 의존증으로 진단받은 이는 적절한 지원과 철저한 단주가 필요하다.

음주와 치매와의 연관성은 레드와인을 비롯하여 상반된 연구 자료가 많아 아직 결론이 나지 않았지만, 개인적으로는 적당한 음주는 괜찮다고 환자들에게 조언합니다.

노화를 막고 뇌를 지키는
마법의 구호

10가지 식재료를 이용한 균형 잡힌
식습관으로 몸과 뇌를 지킨다

도쿄도건강장수의료센터 연구소는 노인에게 적합한 영양소를 골고루 갖춘 식품의 앞 글자를 따서 '자, 시끌벅적하게 먹자(さあにぎやかにいただく)'라는 구호를 만들었습니다. 다양한 식재료를 섭취하자는 의미입니다.

나이가 들면 고기나 달걀 같은 동물성 단백질의 섭취가 부족해지기 쉽습니다. 그 결과, 영양 결핍으로 인한 노화와 체력 저하가 가속화되거나 인지기능 저하로 이어지는 경향이 있으므로 다음 표를 참고하여 균형 잡히고 바람직한 식습관을 갖도록 노력합시다.

| '자, 시끌벅적하게 먹자' 식습관 |

생선	동물성 단백질과 칼슘, 비타민D가 풍부함	생선, 오징어, 문어, 조개류, 마른 생선 등
기름	적당한 지방은 세포 생성에 도움을 줌	식용유, 버터, 참기름 등
고기	대표적인 양질의 단백질원	소고기, 돼지고기, 닭고기, 햄 등
우유	단백질과 칼슘이 풍부함	우유, 요구르트, 치즈 등
채소	비타민이나 식이섬유를 충분히 먹을 수 있음	시금치, 토마토, 당근, 호박 등
해초 (버섯)	저열량이지만 미네랄과 식물섬유가 풍부함	미역, 다시마, 김, 표고버섯 등
감자	당질로 에너지 보급. 비타민, 미네랄 함유	감자, 고구마, 토란, 마 등
달걀	다양한 조리법으로 손쉽게 단백질 섭취 가능	달걀 등
콩	단백질의 기초인 필수 아미노산 및 칼륨 풍부	두부, 낫토, 유부, 두유 등
과일	풍부한 미네랄과 비타민, 식이섬유 섭취 가능	사과, 귤, 바나나, 딸기 등

(출처) 로코모 챌린지! 추진협의회·도쿄도건강장수의료센터 연구소

※ '자, 시끌벅적하게 먹자(さあにぎやかにいただく)'는 도쿄도건강장수의료센터 연구소가 개발한 식품 다양성 지수를 구성하는 10가지 식품군의 앞 글자를 따서 만든 구호로, 로코모 챌린지! 추진협의회가 고안했습니다.

'뇌의 찌꺼기'를
씻어내는 수면의 힘

수면 중 뇌는 재충전하고 있다

○

　치매나 치매 그레이 존 발병은 수면과도 밀접하게 연관된다는 사실이 최근 연구로 밝혀졌습니다. 알츠하이머병 환자의 뇌는 노인반*이라는 얼룩이 곳곳에 침착된 양상이 특징입니다. 노인반은 주로 '아밀로이드 베타', 일명 '뇌의 찌꺼기'라고 하는 단백질로 이루어져 있습니다. 이 아밀로이드 베타가 내뿜는 독소로 인해 뇌 신

＊　노인반(老人班) : 나이가 들어감에 따라 뇌에 생성되는 단백질 침착 얼룩. - 역주

경세포가 죽고 뇌가 위축되는 것으로 추정합니다. 아밀로이드 베타는 건강한 사람의 뇌에서도 끊임없이 생성되지만 보통은 즉시 배출됩니다.

그렇다면 아밀로이드 베타의 배출이 유독 활발해지는 시간은 언제일까요? 바로 수면 중입니다. 아밀로이드 베타는 수면 중에 뇌척수액을 통해 뇌 밖으로 씻겨 나간다고 밝혀졌습니다. 따라서 수면이 불규칙하거나 자주 깨면 이 배출 주기에 지장이 생기고, 아밀로이드 베타가 뇌에 쌓이기 쉽습니다.

노화에 따라 아밀로이드 베타가 쌓이는 것은 자연스러운 일입니다. 그러나 알츠하이머병 환자의 뇌에서는 정상 노화의 속도를 뛰어넘어 더욱 빠르게 아밀로이드 베타가 쌓여갑니다. 그 원인은 아직 명확하게 밝혀지지 않았지만 확실한 것은 아밀로이드 베타를 효율적으로 배출하려면 수면 시간을 충분히 확보해야 한다는 점입니다.

반드시 지켜야 할
두 가지 수면 규칙

사실은 '잠자는 시간대'가 중요하다

○

그렇다면 구체적으로 수면 시간을 얼마나 확보하면 될까요? 이 질문의 답으로 여러 나라의 연구자들이 다양한 데이터를 내놓고 있습니다. 데이터들을 종합해 보면 치매 예방에 이상적인 수면 시간은 '7시간'을 기준으로 합니다. 최근 영국의 한 연구에서도 약 8,000명을 대상으로 50세 때부터 25년 정도 추적 조사한 결과, 평소 수면 시간이 7시간인 사람보다 6시간 이하인 사람은 30년 후 치매 진단받을 가능성이 30% 정도 더 크다고

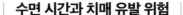

수면 시간과 치매 유발 위험

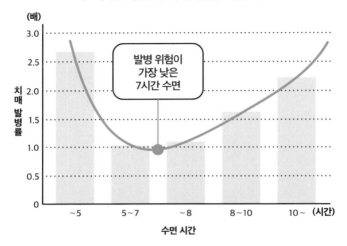

(배)

3.0

2.5

2.0

1.5

1.0

0.5

0

**발병 위험이
가장 낮은
7시간 수면**

치매 발병률

~5   5~7   ~8   8~10   10~   **(시간)**

수면 시간

보고했습니다.

반면, 또 다른 연구에서는 수면 시간이 7시간을 넘으면 오히려 치매 위험이 커진다는 사실도 밝혀냈습니다.

그렇다면 매일 7시간만 푹 자면 치매 위험을 줄일 수 있을까요? 사실은 한 가지 더, '잠자는 시간대'도 뇌의 인지기능에 큰 영향을 미칩니다. 수면 시간과는 별도로 늦게 잠자리에 드는 사람은 치매에 걸릴 확률이 커집니다.

일본 국립장수의료연구센터의 연구에 따르면, 75세 이상의 경우 밤 11시 이후에 잠을 자는 사람은 밤 9시~11시 사이에 잠을 자는 사람과 비교해 치매에 걸릴 확률이 약 2배나 크다고 합니다. 이는 밤늦게 잠자리에 들면 인간의 체내 시계와 생체리듬이 흐트러지기 때문으로 추정합니다. 치매를 예방하고 치매 그레이 존에서 탈출하려면 일찍 자고 일찍 일어나는 습관이 정말 중요하다는 것을 명심하세요.

이상적인 수면에 이르는 다섯 가지 수칙

○

나이가 들면 잠이 잘 오지 않거나 어쩌다 잠이 들더라도 3시간 정도 지나면 깨는 일이 많아지지요. 아직 젊은 40, 50대라면 밤늦게까지 일을 하거나 늦게까지 술을 마시러 다니는 사람도 있습니다만 누구에게나 적절한 수면은 중요합니다. 7시간 수면과 일찍 자고 일찍 일어나는 습관을 위해 다음 수칙을 기억해 두세요.

- 식사나 음주는 취침 3시간 전에 끝낸다.
- 목욕 후 1~2시간 지나서 잠자리에 들면 체온이 떨어지기 시작해 잠들기 쉽다.
- 자신에게 맞는 침구를 찾는다. 특히 베개 높이는 수면에 큰 영향을 미친다.
- 스마트폰이나 컴퓨터에서 나오는 블루라이트는 수면을 유도하는 멜라토닌 호르몬의 분비를 억제하므로, 취침 1시간 전에는 사용을 중지하고 침대로 가져가지 않는다.
- 되도록 밤 10시 이전에는 이불 속으로 들어간다.

이외에 가벼운 낮잠도 치매 예방에 효과적입니다. 낮잠이 건강에 좋다는 점은 이미 널리 알려졌는데 매일 낮잠을 30분 이내로 자는 사람은 치매에 걸릴 위험이 5분의 1로 감소했다는 사실이 확인되었습니다. 단, 낮잠을 30분 이상 자거나 오후 3시 이후의 낮잠은 밤 수면을 방해해 오히려 역효과가 나므로 주의해야 합니다.

좋은 낮잠과
나쁜 낮잠

오후에 졸음이 쏟아지는 사람은
수면무호흡증일지도 모른다

○

낮잠은 대부분 뇌에 좋은 영향을 미치지만, 위험한 낮잠도 있습니다. 의식적으로 자는 낮잠과는 별개로 밤에 충분히 잤음에도 불구하고 오후에 졸음이 몰려와 근무 중에도 꾸벅꾸벅 조는 사람은 '수면무호흡증'을 의심해 봐야 합니다.

S씨(62세, 남성)는 어렸을 땐 우량아로 표창받았을 정도로 건강에 자신 있었지만, 60세를 넘길 무렵부터 이

유 없이 몸이 무겁고 한밤중에 자주 깨는 증상이 나타났습니다. 건강 검진에서도 특별한 이상이 없어 대수롭지 않게 생각하던 중, 어느 날 아내로부터 "매일 밤 코를 심하게 곤다.", "자는 도중 갑자기 숨을 안 쉴 때가 있다."라는 말을 듣고 깜짝 놀랐다고 합니다. 아내는 조심성이 많은 성격이라 어지간한 일이 아닌 이상 S씨에게 이러쿵저러쿵 잔소리하지 않았습니다. 이런 아내가 말할 정도라면 보통 문제는 아니라는 위기감을 느끼고 수면 클리닉에서 진료받은 결과, 수면무호흡증을 진단받았습니다.

수면무호흡증이라는 병명을 듣고 '어쩌면 나도…….'라고 생각하는 독자도 많을 것입니다. 그러나 구체적인 증상이나 위험성은 잘 모를 수도 있습니다. 수면무호흡증이란 잠자는 동안에 여러 번 호흡이 멈춰 몸이 저산소 상태에 빠지는 질환입니다. 공기가 지나가는 길(상기도)이 좁아지는 '폐색형'과 호흡을 조절하는 뇌의 기능이 약해져서 생기는 '중추형'으로 나뉘는데, 폐색형이 전체 비중의 90% 이상을 차지합니다. 폐색형에서 상기도가 좁아지는 이유 중에 비만 때문에 지방이 쌓이고

음주나 수면제 복용으로 목의 긴장도가 떨어지면서 혀
뿌리나 목젖이 아래로 쳐져 상기도를 막아버리는 사례
도 있습니다.

비록 수면 중 일시적인 무호흡 상태라도 수년간 지속
해서 매일 밤 반복된다면 가랑비에 옷 젖듯 뇌가 서서히
손상을 입어 치매의 주된 원인이 됩니다. 더욱이 앞서
말한 오후의 졸음이나 한밤중 호흡 곤란으로 잠에서 깨
면서도 원인을 스스로 알아차리기 어려워 난감합니다.

│ 알아차리는 사람은 가족뿐! │

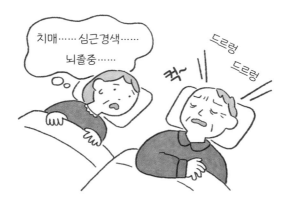

수면무호흡증은 치매뿐만 아니라 심근경색이나 뇌졸중을 위험하는 치명적인 위험 인자인 동시에 돌연사 위험성도 있는 무서운 질환입니다. S씨처럼 함께 사는 가족들이 코골이나 수면 중 호흡에 이상이 있다고 말한다면 즉시 수면 클리닉에서 검진받는 것이 좋습니다.

참고로 취침 전 술을 마시면 근육이 이완되고 목젖이 처져 수면무호흡 증상을 악화시킵니다. 저녁에 술을 마시려면 잠자리에 들기 3시간 전에는 마치는 것이 좋습니다.

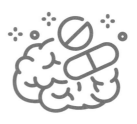

남녀에 따라 다른
'뇌에 좋은 생활'의 비결

남성과 여성이 생활 습관을 개선하는 방식은 확연히 차이가 난다는 점을 오랜 경험으로 터득하게 되었습니다. 어느 쪽이 좋고 어느 쪽이 나쁘다는 말이 아니고 남성에게는 남성에게 맞는, 여성에게는 여성에게 적합한 동기 부여가 있다는 점입니다.

여성은 자신이 느끼는 감정을 중시해 '일단 해보자.'고 생각하는 사람이 많습니다. 따라서 여성은 흥미를 느끼는 일을 먼저 체험해 보고 즐거움을 느끼는 일을 실천하는 것이 좋은 생활 습관을 지속하는 비결입니다. 더욱이 함께할 친구가 있다면 더욱 효과적이라는 점도 여성의 특징으로 볼 수 있습니다.

반면 남성의 경우 머리(이성)로 이해해야 행동으로 옮

깁니다. 이를테면, 근력 운동을 권유할 때 "가까운 헬스 클럽에 가서 본인이 좋아하는 방법으로 즐겨 보시죠." 라고 당부해도 남성은 대부분 행동에 옮기지 않거나 도중에 그만두는 사람이 많습니다. 남성에게는 근육 단련이 왜 치매 예방에 좋은지, 구체적으로 어떤 근육 운동이 뇌에 더 많은 자극을 주는지, 근육을 단련하면 뇌에 어떤 긍정적인 영향을 미치는지 등을 구체적으로 설명해서, 이를 듣고 본인이 합당하다고 생각하면 열심히 노력하는 경우를 많이 봅니다. 일반적으로 남성은 '어떤 원리로 효과가 있는가?'처럼 근거가 확실한 일에 흥미를 갖는 특성이 있습니다. 생활 습관도 마찬가지로 근거가 확실한 일에는 관심을 가지고 지속하는 경향이 있습니다.

'이거 괜찮아 보이는데?'라고 느낀다면 바로 행동에 나서는 여성에 비해, 쉽게 움직이지 않는 남성들의 특징과 차이를 파악하고 더 쉽게 생활 습관을 개선하시기 바랍니다.

여러분은 치매의 가장 큰 위험 요인이 무엇인지 알고 있습니까? 바로 '난청'입니다. 귀를 통해 뇌로 들어오는 자극이 감소하면 뇌가 위축될 가능성이 있습니다. 그 밖에도 시력 저하, 치주염, 고혈압, 당뇨병, 우울증 등 치매를 유발하는 위험 요소는 노화와 함께 자연스레 찾아 옵니다. 이 장의 주제는 인지기능을 저하하는 '7대 유발 인자'입니다. 이런 증상을 '나이가 들면 어쩔 수 없지.'라고 방치한다면 탈출은 커녕 본격적인 치매로 가속화하게 될지도 모릅니다!

6장

치매의
'7대 위험 인자'

취침 전

잡균 증식을 막는다.

기상 후

잡균을 씻어낸다.

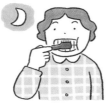

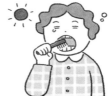

치매 그레이 존을 악화시키는
7대 위험 인자와 개선법

    취미생활, 사람들과의 교류, 운동, 식습관, 수면…….
인지기능 저하를 막고 치매 그레이 존에서 탈출하려면
지금까지 설명해 온 방법들을 실천하는 습관이 관건입
니다. 치매는 생활습관병이므로 일상생활 개선이 가장
중요한 요소임은 틀림없습니다.

    한편, 이보다 직접적으로 치매나 치매 그레이 존을
위협하는 원인이 있습니다. 바로 '노화 현상'입니다. 앞
에서 언급했듯이 치매의 가장 큰 위험 요인은 난청입니
다. 그 밖에도 시력 저하, 잇몸병, 고혈압처럼 나이가 들
면서 늘어나는 건강 문제는 치매와 밀접한 관련이 있습

니다. 이와 같은 노화 현상을 포함하여 인지기능이 떨어지게 만드는 '7대 위험 인자'는 다음과 같습니다.

① 난청
② 노안, 백내장
③ 잇몸병
④ 흡연
⑤ 생활습관병
⑥ 우울증
⑦ 고독(고립)

이 장에서는 치매 그레이 존의 발병과 진행을 촉진하는 '7대 위험 인자'를 살펴보고, 문제를 인지할 수 있는 포인트와 개선 방법을 이야기합니다. 노화에서 비롯된 증상은 본인이 자각하지 못할 때가 많습니다. 가족이 알아차릴 수 있는 포인트와 주의점도 실제 사례를 들어가며 구체적으로 소개하겠습니다.

치매의 7대 위험 인자 ① 난청

○

중년기 이후의 난청은 치매 위험을 두 배나 높인다

세계적 권위의 의학 학술지 《랜싯》에 실린 보고서에서는 난청이야말로 치매의 가장 큰 위험 요소라고 합니다. 중년기를 지나면서 생긴 난청을 그대로 방치한 사람은 그렇지 않은 사람에 비해 치매에 걸릴 확률이 2배 가까이 크다고 알려졌습니다.

난청이 생기면 귀를 통해 뇌로 전달되는 자극이 줄어들어 뇌가 위축될 가능성이 있습니다. 또, 다른 사람과의 의사소통이 어려워지므로 고독이나 우울증 같은 또 다른 치매 위험의 원인이 됩니다. 특히 노화에 동반되는 난청은 서서히 진행되기 때문에 당사자는 알지 못하는 경우가 많습니다. 가족과 함께 사는 경우에도 가족들조차 알아차리기 어려울 때가 있습니다. 텔레비전 음량이 유난히 커졌다거나, "응?"이라고 자주 되묻는 일이 늘어나는 등 이상 징후를 느낀다면 지금 바로 이비인후과로 가서 검진을 받아봅시다.

치매 위험은 낮춰주지만 사용하기 불편한 보청기

난청으로 진단받으면 보청기 착용을 권유받습니다. 청력을 개선하여 치매 위험을 낮추기에는 보청기가 가장 좋지만, 보청기는 익숙해질 때까지 귀에 이물감이 느껴지고 잡음이 거슬리는 사람도 있습니다. 특히 치매 그레이 존이나 치매 환자는 스트레스를 받아 마음대로 빼버리는 경우가 많습니다. 또, 땀을 흘리거나 몸을 움직일 때 보청기가 빠져 잃어버리는 경우도 종종 발생합니다.

보청기보다 소형 확성기가 더 나은 이유

보청기가 너무 불편한 분들께는 소형 확성기를 추천합니다. 몇 년 전부터 난청 환자를 진료할 때는 마이크와 스피커가 장착된 소형 확성기를 사용하게 되었습니다. 소형 확성기는 크기와 모양이 손전등과 비슷하여 한쪽 마이크에서 말하면 반대쪽 스피커에서 증폭된 목소리가 출력되는 구조입니다. 제 느낌으로는 소형 확성기를 사용하면 1.5~2배 정도 더 잘 들리는 것 같습니다. 외출 시에는 사용하기 어려울 수 있지만 집에서는 가족들에게 소형 확성기를 사용하게 하는 것도 스트레스 없이 지내는 방법입니다.

난청 환자를 화나게 했던 실수담

소형 확성기를 추천하는 이유는 평소 진료 중에 실수한 경험 때문입니다. 예전에는 고령의 난청 환자를 진료할 때 귓가에 얼굴을 바짝 대고 큰 소리로 말을 건넸습니다. 그런데 환자 중 상당수가 언짢아했고 그중에는 화내는 분들도 있었습니다. 사람은 큰 소리를 들으면 감정을 조절하는 뇌의 편도체가 반응해 혼나는 것처럼 느끼게 됩니다. 난청이 아닌 사람에게도 갑자기 큰 소리로 말을 걸면 깜짝 놀라거나 "거참, 시끄럽네."라고 불쾌감을 느끼지요. 이와 똑같은 이유입니다.

그래서 확성기를 사용하기 시작했는데 저도 환자도 편한 방법이었습니다. "네, 잘 들리네요. 선생님."이라며 모두 웃는 얼굴로 대답해 줍니다.

보청기를 사용할 수 없어 의사소통이 어려운 가족에게는 소형 확성기를 추천합니다. 보청기보다 합리적인 가격으로 살 수 있다는 점도 소형 확성기의 장점입니다.

| 바로 사용할 수 있는 소형 확성기 |

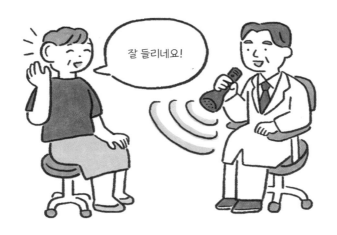

잘 들리네요!

치매의 7대 위험 인자 ② 노안, 백내장

○

중년기 이후의 시력 저하는

치매 위험을 두 배로 높인다

우리는 뜨거운 물체가 손에 닿았을 때 즉시 손을 떼고 화상을 피하지요. 음식 냄새만 맡아봐도 상했는지 판단할 수 있습니다. 당연해 보이지만, 이는 촉각과 후각이 뇌와 밀접하게 연결되어 있다는 증거입니다. 우리는 오감(청각·시각·후각·미각·촉각)을 통해 끊임없이 뇌로 정보를 보냅니다. 이렇게 전해진 정보를 바탕으로 뇌는 명령을 내리고 몸과 마음의 움직임을 제어합니다. 그러나 노화로 오감의 기능이 쇠퇴하면 뇌로 보내는 정보도 줄어들게 됩니다. 즉, 나이가 들면서 뇌 기능이 쇠퇴하는 배경에는 둔해진 오감도 큰 관련이 있습니다.

정보의 80%는 눈을 통해 뇌로 전달!

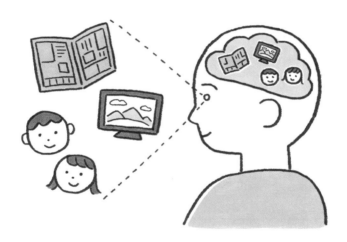

뇌 기능 저하를 일으키는 시력 감퇴

시각은 오감 중에서도 가장 중요한 정보원입니다. 뇌로 전달되는 정보의 80%는 시각을 통해 얻기 때문입니다. 젊은 사람이라면 근시로 시력이 떨어져도 안경을 쓰거나 콘택트렌즈를 끼는 등 대책을 마련하지요. 이렇게 하면 근시로 인한 뇌 기능 저하를 줄일 수 있습니다. 그러나 정작 나이가 들면서 진행되는 노안에는 무관심한 경우가 많습니다. 중년기 이후 시력 저하를 방치하면 치매 위험이 2배로 커진다는 사실이 나라현립 의과대학의 연구를 통해 밝혀졌습니다. 시각을 통해 뇌로 전달되는 정보가 대폭 감소하여 뇌 기능이 저하되고 치매 발병에 영향을 미치는 것입니다.

신문이나 텔레비전에 관심이 없어진다면 주의

Y씨(105세, 여성)는 1년 전쯤 발목 골절 후 자리보전하게 되었습니다. 그러나 100세가 넘었다고는 생각지도 못할 만큼 인지기능과 오감이 또렷하여 안경 없이도 신문을 읽었고, 텔레비전으로 좋아하는 스포츠 경기를 보는 일이 일상의 즐거움이었습니다. 하지만 105세

생일을 맞이하기 얼마 전부터 신문을 보지도 않고 텔레비전도 덜 보게 되었습니다. 결국 멍하게 지내는 시간이 늘더니 106세를 눈앞에 두고 세상을 떠나고 말았습니다. 가족의 이야기로는 신문이나 텔레비전을 보지 않게 되면서부터 인지기능이 급속도로 떨어진 듯하다고 합니다.

Y씨의 인지기능이 급격하게 저하된 이유로는 시력에 문제가 있었을 가능성이 있습니다. 신문 읽기나 텔레비전 시청처럼 시각과 관련된 일에 관심이 줄었을 때는 시력검사를 한번 받아보시길 당부합니다. 그것이 치매 그레이 존에서 탈출하는 첫걸음이 될 수 있습니다.

환시와 착시를 일으키는 시력 저하

시력이 0.1 이하인 노인이 환시나 착시를 일으킨 사례도 있습니다. 이는 시각을 통해 전달되는 정보가 부족해 뇌가 기다리지 못하고 오작동을 일으키는 것이 아닐까 하고 추측합니다.

어르신 중에는 몇 년째 똑같은 안경을 사용하는 분들이 적지 않습니다. 본인은 특별한 문제를 느끼지 않더라도 안과에서 검사해 보면 안경 도수가 전혀 안 맞는 경우가 많습니다. 안경 렌즈가 흠집투성이라 시야를 흐리는 경우도 적지 않습니다.

더욱이 고령이 되면 백내장도 증가합니다. 백내장은 눈 속에서 카메라 렌즈 역할을 하는 수정체가 하얗게 혼탁해지고 시야가 흐려져 잘 보이지 않는 질환입니다. 서서히 진행되기 때문에 느끼지 못하는 사람도 많지만, 백내장에 동반하는 시력 저하 또한 치매 위험으로 이어집니다. 50세가 넘으면 신체의 건강 검진뿐만 아니라 시력 검사도 부지런히 받아야 합니다. 가족들의 관심도 무척 중요합니다.

치매의 7대 위험 인자 ③ 잇몸병

○

뇌의 찌꺼기를 증식시키는 치주 병균

치주 병균은 치아를 해칠 뿐 아니라 체내에 침투하여 만병의 근원이 된다고 알려졌습니다. 당뇨병, 동맥경화, 폐렴, 뇌졸중 등 일일이 열거하기도 힘들 정도입니다. 치매도 그중 하나입니다. 규슈대학 등의 연구팀이 실시한 생쥐 실험에서는 치주 병균이 혈액을 타고 뇌에 도달해 알츠하이머병의 원인 물질인 아밀로이드 베타, 일명 '뇌의 찌꺼기'를 증식시켜 기억력 저하를 초래한다는 결과가 나왔습니다.

2021년 일본 후생노동성 발표에 따르면, 55세 이상 성인이 치아를 뽑은 원인으로는 각 연령층을 불문하고 잇몸병이 가장 많았습니다. 치아를 잃게 되면 음식물을 충분히 씹지 못해 영양 흡수가 떨어지고, 씹는 행위로 인한 뇌의 자극도 줄어 뇌의 노화가 진행되기 쉽습니다. 나이가 들었을 때 남아 있는 치아가 적은 사람일수록 치매에 걸릴 위험이 큰 것으로 알려졌습니다.

잇몸병 체크 포인트

잇몸병은 치주 병균이라 불리는 세균이 잇몸(치육)에 염증을 일으켜 치아를 지지하는 잇몸뼈가 녹아내리는 질환입니다. 양치질을 제대로 하지 않아 음식물 찌꺼기가 잇몸에 남고 치주 병균이 번식하여 잇몸병을 촉진하게 됩니다. 다음과 같은 증상이 있으면 잇몸병이 의심됩니다.

- 아침에 일어났을 때 입안이 끈적끈적하다.
- 입냄새가 심하다는 말을 자주 듣는다.
- 이를 닦으면 항상 잇몸에서 피가 난다.
- 치아와 치아 사이가 벌어졌거나 치아가 길어진 것 같다.
- 치아가 빨갛게 부었거나 만지면 통증이 있는 부위가 있다.
- 흔들리는 치아가 있다.

잇몸병은 '침묵의 병'이라고 불릴 만큼 자각 증상 없이 진행되는 경우가 무척 많습니다. 하나라도 해당하는 사람은 잇몸병일 확률이 크니 치과 검진을 받아 봅시다.

'기상 후'와 '취침 전' 양치가 중요한 이유

치매를 막으려면 잇몸병 예방이 대단히 중요합니다. 50세 이상 성인 대부분은 잇몸병을 앓고 있다지만, 이미 잇몸병에 걸렸더라도 지금부터 구강 관리에 힘쓴다면 건강한 치아를 더 오래 유지할 수 있습니다.

구강 관리의 기본은 두말할 필요도 없이 '양치질'입

| 양치질은 최소 하루 2번 |

취침 전
잡균 증식을 막는다.

기상 후
잡균을 씻어낸다.

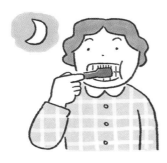

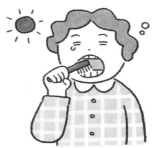

니다. 일본인의 양치질 횟수는 하루 2회인 사람이 가장
많다고 합니다.(한국인 1일 양치질 평균 2.35회) 가급적 아침,
점심, 저녁 식사 후와 기상 후, 취침 전까지 하루 5회 양
치질 하기를 강력하게 추천합니다. 특히 기상 후와 취
침 전 양치질은 굉장히 중요합니다.

　취침 중에는 침 분비량이 줄어 입안이 건조해지기 쉽
습니다. 침이 입안을 씻는 자정 작용과 잡균을 줄이는
항균 작용을 하는데, 이것이 약해지면서 하루 중 입속
세균이 가장 잘 번식하는 시간입니다. 그대로 식사하면

번식한 세균도 함께 삼키는 꼴이 되므로 기상 후 양치질은 필수입니다. 취침 전 양치질은 입안을 청결하게 해 취침 중 입속 세균 번식을 방지하는 효과가 있습니다.

하지만 생활 방식에 따라 하루 5회가 무리인 사람도 있을 것입니다. 그럴 때는 최소 기상 후와 취침 전 하루 2회는 시간을 들여 꼼꼼하게 이를 닦아 주세요. 식후에는 물로 철저하게 입을 헹궈 입안의 음식물 찌꺼기나 이물질을 제거해야 합니다.

구강 관리의 핵심은 '잇몸 양치질'

양치질은 다음과 같은 순서로 꼼꼼하게 합시다.

◆ ① 헹구기

이를 닦기 전 입안을 헹궈 입속의 잡균이나 음식물 찌꺼기를 씻어냅니다.

◆ ② 양치질

잇몸병을 예방하기 위해서는 잇몸을 확실하게 닦는 것이 중요합니다. 이때 지나치게 힘을 주면 잇몸이 상할 수 있으므로 부드럽고 꼼꼼하게 닦아줍시다. 치간 칫솔(치실)을 함께 사용하면 더 효과가 좋습니다. 미국에서는 1990년대 잇몸병 예방 캠페인에서 'FLOSS OR DIE(치실이냐, 죽음이냐)'라는 슬로건이 주목받았을 정도입니다.

◆ ③ 혀 닦기

구강 관리를 철저히 하지 않으면 혀의 표면에 '설태'라고 하는 이끼 같은 물질이 생깁니다. 설태는 세균 덩어리이기 때문에 이를 닦은 후 혀도 닦아주면 완벽하겠습니다. 단, 칫솔로 혓바닥을 닦으면 혀 표면의 점막이 손상됩니다. 혀는 혀 전용 클리너를 사용해야 합니다.

위의 방법대로 매일 실천하고 정기적으로 치과를 방문해 치아 상태를 점검하고 관리한다면 더할 나위 없겠지요.

특히 치매 그레이 존의 사람은 귀찮다며 양치질을 건너뛰려 하므로 가족이 꼭 도와주어야 합니다.

치매의 7대 위험 인자 ④ 흡연

○

담배, 어느 나이에 끊어도 늦지 않는다

담배는 치매 위험을 높이는 요인입니다. "금연은 평생 하는 것이다."라는 말이 있듯이 정말 어렵지만, 금연의 중요성은 재차 강조해도 지나치지 않습니다. 중년기 이후에 금연해도 치매 발병 위험은 낮아지기 때문입니다.

| 흡연 강도와 치매 발병률의 상대 위험도* |

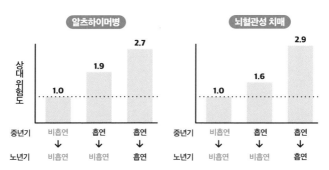

(출처) '일본 고령자 치매 실태와 대책 : 히사야마쵸 연구' 규슈대학 대학원 의학연구원

---

* 상대 위험도(relative risk) : 특정 요인에 노출된 사람들과 그렇지 않은 사람들의 질병 발생률의 비. – 역주

"젊었을 때부터 담배를 피워 왔으니 어차피 늦었어요. 사는 동안은 편하게 피우게 해 주세요."

이런 말을 얼마나 많이 들었는지 모릅니다. 하지만 옆 그래프를 확인해 보길 바랍니다. 규슈대학 대학원 연구에서는 담배를 피운 기간이 길수록 알츠하이머병 및 혈관성 치매 위험이 커진다고 보고했습니다. 중년기까지 담배를 피웠더라도 노년기에 담배를 끊는다면, 계속 담배를 피우는 사람보다 치매에 걸릴 확률이 확연하게 줄어든다는 사실을 알 수 있습니다.

이미 노년기에 접어든 사람도 아직 늦지 않았습니다. 오늘부터 담배를 끊는다면 계속 담배를 피우는 사람보다 치매에서 탈출할 가능성이 커집니다. 흡연자는 비흡연자보다 잇몸병에 걸릴 확률이 3배나 크다고 합니다. 그야말로 백해무익한 것이 흡연입니다.

전자 담배도 추천하지 않는다

치매 그레이 존이나 치매 환자에게 금연을 권유하면 열에 아홉은 "전자 담배는 괜찮을까요?"라는 질문을 반드시 합니다. 담배의 대표적인 유해 물질은 니코틴과

타르입니다. 그런데 시판되는 전자 담배에는 타르가 빠져서 담배보다 전자 담배를 피우는 편이 낫다고 생각할지도 모르겠군요. 그러나 전자 담배의 안전성이 명확하게 밝혀지지 않았기 때문에 추천하지 않습니다. 전자 담배를 피우는 동안에는 담배에 대한 의존성이 남아 있어 다시 담배를 피울 가능성이 크기 때문입니다. 개인적으로는 전자 담배를 비롯하여 모든 흡연 습관을 끊어 버리는 것이 가장 바람직하다고 봅니다.

'전자 담배는 괜찮을까요?'라는 생각 자체가 담배에 대한 집착이나 다름없습니다. '담배는 무조건 끊는다!'라는 각오로 금연 클리닉의 도움을 받는 것도 좋습니다.

자신의 의지로 금연 동기를 만드는 방법

금연이 몸에 좋다는 사실은 대다수 흡연자가 알고 있지요. 오랫동안 담배를 피워 온 사람에게 주위 사람들이 아무리 치매 위험이 커진다며 금연을 당부해도 바로 수긍하고 끊는 사람은 거의 없습니다. 본인도 잘 알고 있어서 다른 사람이 끊으라고 하면 오히려 절대 안 끊는다며 반발하곤 합니다.

금연으로 이어지려면 본인 스스로 끊어야겠다고 결심할 동기를 만들어 주는 편이 바람직합니다. 이를테면 손자가 있는 가정이라면 "할아버지 담배 연기가 손자 건강에는 별로 안 좋을 것 같지 않아요?"라고 귀띔한다면 적어도 손자 앞에서는 흡연을 자제하게 되겠지요. 더 나아가 손자가 직접 "담배 냄새 나는 할아버지는 싫어요."라고 말한다면 할아버지의 마음은 크게 흔들릴 것입니다. 그런 순간에 금연 클리닉을 권유해 의외로 순조롭게 병원을 찾는 사례도 있습니다.

치매의 7대 위험 인자 ⑤ 생활습관병

○

치매 위험을 1.5배나 높이는 당뇨병

지금껏 강조한 바와 같이 치매는 생활습관병의 하나입니다. 그러므로 이미 생활습관병을 앓고 있는 사람은 치매 발병 위험도 커집니다. 대표적인 생활습관병으로는 당뇨병과 고혈압이 있습니다. 의학 학술지 《랜싯》에 실린 보고서에서는 65세 이상의 당뇨병 환자는 그렇지 않은 사람에 비해 치매에 걸릴 확률이 1.5배나 크다고 밝혔습니다.

당뇨병은 혈액 내 당의 농도(혈당치)가 높아지는 질환입니다. 건강한 사람은 식사하고 혈당이 오르면 췌장에서 인슐린이라는 호르몬이 분비되어 당을 에너지로 바꿔줍니다. 그러나 인슐린 분비가 줄거나 기능이 약해져 당뇨병에 걸리면 혈액 속에 당이 점점 쌓이게 됩니다. 당연히 혈당 수치가 높은 상태로 유지됩니다. 이런 상태가 오래 지속되면 혈관이 손상되고 동맥경화가 진행되어 뇌혈관성 치매를 위험하는 뇌혈관 질환이 발병하기 쉽습니다.

더욱 우려되는 점은 당뇨병이 알츠하이머병의 위험까지 높인다는 점입니다. 그 원인은 '인슐린 저항성'입니다. 인슐린 저항성이란 인슐린은 분비되지만 정상적으로 작동하지 않는 상태, 즉 '인슐린 기능이 저하된 상태'를 말하며 당뇨병의 주요 원인으로 지목되고 있습니다.

인슐린이 작동하면 에너지원인 당이 세포에 정상적으로 전달됩니다. 하지만 인슐린이 원활하게 작동하지 않으면 췌장에서는 '질보다 양!'이라고 생각한 나머지 더 많은 인슐린을 뿜어냅니다. 그 결과 혈액 속은 인슐린으로 가득 차게 되지요.

여기서 등장하는 물질이 '인슐린 분해 효소'입니다. 보통 인슐린은 인슐린 분해 효소로 분해되는데, 사실 이 효소는 알츠하이머병의 주요 원인인 아밀로이드 베타(193쪽 참조)도 분해합니다. 그러나 인슐린의 혈중 농도가 높아지면 인슐린 분해 효소는 인슐린 분해에만 집중하게 됩니다. 아밀로이드 베타까지 분해할 여력이 없는 것이죠.

치매 위험을 1.6배나 높이는 고혈압

'사람은 혈관과 함께 늙는다.' 이 명언을 남긴 사람은 미국의 의학박사 윌리엄 오슬러입니다. 이 말은 그야말로 진리입니다. 나이가 들수록 혈압이 오르기 쉬운 이유는 혈관 탄력성도 떨어지기 때문입니다. 혈관이 딱딱해지면 혈류가 나빠지고 혈관에 가해지는 압력이 높아집니다.

그렇다고 해서 '나이가 들면서 혈압이 높은 건 어쩔 수 없구나.'라고 포기해 버리면 안 됩니다. 노화한 혈관에 지속해서 압력이 가해지면 뇌혈관 장애에 따른 혈관성 치매의 결정적 원인이 됩니다. 규슈대학 대학원에서 65세부터 79세의 노인을 대상으로 15년에 걸쳐 실시한 추적 조사에서는 혈압이 높은 사람일수록 혈관성 치매 발병률이 높다는 사실이 밝혀졌습니다. 또, 중년기(45~65세)에 고혈압인 사람은 그렇지 않은 사람에 비해 치매 위험이 1.6배나 높다는 주장이 의학 학술지《랜싯》에 실린 보고서를 통해 알려졌습니다.

│ 간식에 함유된 설탕량 │

커스터드푸딩 1개(100g)	설탕 약 4작은술
밀크초콜릿 1조각(50g)	설탕 약 7작은술
컵 아이스크림 1개(120g)	설탕 약 9작은술
조각 케이크 1조각(120g)	설탕 약 10작은술
붕어빵 1개(70g)	설탕 약 10작은술

(1작은술 = 5ml)

〈일본 식품 표준 성분표(제8판) 증보 2023년〉에서 작성

가공식품 100g당 포함된 소금양

컵라면	7.1g
명란젓	5.6g
단무지	2.5g
간장 넣고 삶은 돼지고기	2.4g

〈일본 식품 표준 성분표(제8판) 증보 2023년〉에서 작성

당뇨병은 당분을, 고혈압은 염분을 줄인다

당뇨병과 고혈압을 개선하려면 당뇨병인 사람은 당분을, 고혈압인 사람은 염분을 적게 섭취하도록 신경 써야 합니다. 2015년 WHO(세계보건기구)에서 발표한 지침에서는 비만과 충치를 예방하려면 하루 설탕 섭취량을 총 에너지 양의 5% 미만으로 제한할 것을 권장합니다. 이것은 설탕 28g(약 8작은술)에 해당합니다. 또 염분 하루 섭취량 기준치는 모든 성인에 5g으로 정하고 있습니다.

저염식을 생활화한다

○

단 음식 줄이기에도 인내심이 필요하지만, 그 이상으로 힘든 일이 염분 줄이기입니다. 한식은 대부분 짠맛이 강할 뿐만 아니라 가공식품이나 시판용 반찬은 대부분 간이 셉니다.

염분 제한이 필요한 사람은 외식도 피해야 합니다. 마음껏 먹고 싶은 대로 먹는 식생활은 치매로 가는 지름길입니다. 평소 식사는 저염식을 바탕으로 한 집밥을 원칙으로 합시다. 처음에는 저염식이 '아무 맛도 없다.'라고 느낄지도 모르지만, 향신료나 향신 채소를 잘 활용하고 식초로 신맛을 더하는 등 다양한 시도를 해보는 재미도 쏠쏠합니다.

이런 식으로 즐거움을 찾으면서 서서히 저염식에 적응해 나가는 습관은 뇌 손상을 줄이고 치매 그레이 존에서 탈출하기 위해서도 꼭 필요합니다.

코로나 팬데믹 사태를 겪으면서 '혼밥'의 폐해가 주목받고 있습니다. 가족이나 타인과 함께하는 식사도 큰 영양소라고 할 수 있겠지요. 치매 예방에 도움이 되는 식습관은 생활습관병 전반에도 효과적이므로, 환자와 가족들에게 '일거양득을 넘어 일거사득, 일거오득'이라고 자주 말씀드리고 있습니다.

저염 간장이나 저염 육수 같은 조미료는 예전부터 있었고, 최근에는 인스턴트 식품도 저염식 제품들이 출시되고 있습니다. 저염식 배달 음식도 늘어나고 있습니다. 일반 상품이나 서비스보다 다소 값은 나가지만 건강을 대신할 수는 없습니다. 가끔 시판용 반찬이나 외식으로 대신하는 날도 있겠지만 그럴 때도 가능한 치우치지 않는 균형 잡힌 식단을 유지하도록 신경 써 보세요.

치매의 7대 위험 인자 ⑥ 우울증

○

치매 발병의 도화선이 되는 노년기 우울증

치매인 줄 알고 병원에 갔더니 우울증이었다는 경우가 참 많습니다. 65세 이상의 노년층이 걸리는 우울증을 '노년기 우울증'이라고 하는데, 이는 사실 치매와 밀접한 관련이 있습니다. 우울증이 아닌 사람에 비해 우울증 환자가 치매로 진행될 위험은 2배나 크다고 합니다. 우울증은 치매를 위험하기도 하고 치매 초기 증상으로 우울증이 나타나는 경우도 많습니다.

앞서 말했듯 치매 그레이 존에서는 기억력 장애보다 '귀찮음'이 먼저 시작됩니다. 이는 세로토닌, 도파민, 옥시토신과 같은 뇌 호르몬이 감소하거나 기능이 떨어지면서 시작되는데, 우울증이 발병하는 원리도 사실 치매와 똑같습니다. 그러므로 노년기 우울증과 치매 그레이 존을 구분하기란 본인은 물론 가족에게도 무척 어려운 일입니다.

우울증과 치매의 차이

치매 전문의들이 자세히 들여다보면 노년기 우울증과 치매에는 여러모로 차이점이 많습니다. 가령 우울증 환자는 신경 쓰이는 일이 있으면 그 일에 정신이 팔려 깜빡깜빡하는 경우가 많습니다. 이때 자신의 기억력 저하가 마음에 걸려 끙끙 앓다가 주위 사람들에게 치매일지도 모른다고 불안감을 호소합니다.

그러나 치매 환자는 기억을 깜빡깜빡한다는 사실조차 모르기 때문에 기억력 저하를 그다지 신경 쓰지 않습니다. 진료받을 때도 우울증 환자는 말수가 적고 자책하는 듯하지만, 치매나 치매 그레이 존인 사람은 그 자리를 모면하려는 듯 시원시원한 태도를 보이는 것이 특징입니다.

치매와 우울증을 초진에서 헷갈리면
심각한 결과를 초래한다

증상은 비슷하지만 우울증과 치매는 치료법이 다릅니다. 초기에 제대로 진단하지 못하면 오히려 증상을 악화시킵니다. 그러므로 '어? 요즘 깜빡깜빡하는 일이 많아졌네.'라고 느끼거나 '만사가 귀찮아.'라는 증세가 보인다면 일단 건망증을 염두하고 치매 전문의를 찾아보길 권합니다. 치매 전문의의 진료를 받으면 문진을 비롯한 치매 선별 검사나 신경심리검사[*] 외에도 MRI(자기공명영상)로 뇌 영상 검사를 합니다. 노년기 우울증은 뇌에 별다른 변화가 없지만 치매는 뇌의 위축이 나타나

---

[*] 신경심리검사 : 집중력, 시공간 기능, 언어기능, 기억력, 실행 기능, 일 처리 능력 등 전반적인 인지기능을 평가하여 환자의 인지 장애, 치매 여부와 진행 정도를 확인하는 검사이다. - 역주

기 때문에 명확하게 판별할 수 있습니다.

치매의 7대 위험 인자 ⑦ 고독(고립)

○

퇴직한 남편을 혼자 두지 않기 위한 '친구 활용 작전'

지금까지 이야기한 바와 같이 치매를 부르는 원인은 다양합니다. 그중에서도 가장 치명적이고 직접적인 원인은 '고독'입니다. 특히 가족들에게 당부하는 것은 퇴직 후의 남성을 혼자 두지 말라는 점입니다. 의욕적으로 일할 때는 풍부한 인맥으로 '고독은 남의 일'로만 생각했던 사람도 퇴직 후에 인간관계가 단절되는 경우가 심심치 않게 많습니다.

T씨(68세, 남성)도 그중 한 명이었습니다. T씨는 대기업 중역으로 퇴직할 때까지 오랜 세월 능력을 발휘해 왔습니다. 65세에 '이제 맡은 임무는 충분히 완수했으니 젊은 후배들에게 자리를 양보하자.'라는 생각에 스스로 회사에서 물러났습니다. 아내와 함께 유유자적한 여생을 보낼 생각이었습니다. 하지만 막상 퇴직하고 보니 온종일 하는 일도 없이 아내가 모임이나 무언가를

배우기 위해 외출하는 동안 신문을 읽거나 우두커니 텔레비전을 보면서 홀로 집을 지키는 일상이 되풀이되었습니다.

퇴직하고 나서야 자신이 일에 파묻혀 지내는 사이 가족들은 각자 다른 세계에서 인생을 즐기고 있었다는 사실을 알게 되었다고 합니다. 지금까지 T씨는 술도 골프도 모두 업무와 관련된 일이었다고 합니다. 직장에서 퇴직한 뒤에는 부담 없이 전화하거나 만날 만한 친한 친구 한 명 없고, 옛 직장 동료들에게 먼저 연락하기도 내키지 않아 결국 아내가 집에 돌아오기만을 기다리는 일상을 매일 되풀이했습니다.

그래서 T씨의 아내가 지혜를 짜냈습니다. T씨가 매년 새해 인사를 보내는 대학 시절 테니스 동호회 친구들에게 연락하여 "남편이 직접 연락하기가 껄끄러울 것 같으니 만나자는 전화 한 통 해주실 수 없을까요?"라고 부탁한 것입니다.

아내가 기획한 친구 활용 작전

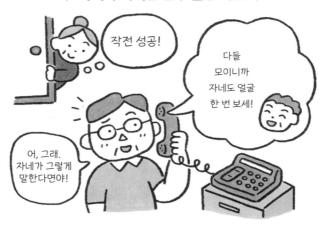

상대방도 T씨의 기분을 헤아려서 종일 혼자 집에 있는 T씨에게 넌지시 전화를 걸어주었습니다. "오랜만이네. 정년퇴직했단 소식 듣고, 다 같이 한 번 만났으면 해서 연락했는데 어떤가?"라고 묻자 "어, 그래. 자네가 만나자면야……."라고 겸연쩍게 말하면서도 흔쾌히 승낙했다고 합니다.

베풀면 돌고 돌아 나에게 온다

여성은 직장이나 지역에서도 그때그때의 상황에 비

교적 잘 적응해 나가는 편입니다. 이에 반해 남성은 직장이나 거래처 사람들과는 잘 어울렸더라도 퇴직 후에는 고립되는 경우가 무척 많습니다.

그 이면에는 이른바 '남자의 자존심'이 깔려 있습니다. 퇴직 후 지역 동호회나 마을 자치회 같은 곳에 나가더라도, 현역 시절 직급이 높았거나 지식층으로 불리는 직종에 있었던 사람은 '나는 좀 다른 인간'이라는 의식이 강해 대접받지 않으면 만족하지 못하는 성향이 있습니다. 또 대개는 모임의 리더인 사람에게 요령껏 맞추지 못하고 결국 따돌림을 당해 혼자 지내게 됩니다.

결코 혼자 지내고 싶지 않지만, T씨와 마찬가지로 옛 직장 동료나 친구들에게 먼저 연락하고 싶지는 않습니다. 남자란 생각하면 생각할수록 손이 많이 가는 생명체입니다. 이런 남자들의 심리를 이해해 가족들이 한 명이라도 친구를 사귈 환경을 만들어 준다면 반드시 T씨처럼 잘 풀리리라 봅니다.

'내가 왜 그렇게까지 해야 하나요?'라고 생각하는 아내들도 많지요? 하지만 3장에서 말한 대로 '이타·호혜,' 즉 '남에게 베풀면 그 공은 반드시 나에게 돌아온다.'라는 말처럼 남편의 고독을 해결하면 결과적으로 아내가 편안해집니다.

T씨의 사례는 '남편에게 베풀면 그 공은 반드시 아내에게 돌아온다.'라는 의미가 되겠지요. 물론 남편과 함께 여행을 즐기거나 취미 생활을 한다면 그 자체만으로 아주 훌륭합니다. 하지만 T씨의 아내처럼 자신이 즐기는 분야가 따로 있을 때는 남편에게도 다른 세계를 만들어 주는 편이 자신이 자유롭게 생활할 수 있는 길이 됩니다.

모든 이가 나의 스승

물론 스스로 '고립되지 않으려 노력하는 것'이 가장 중요합니다. 나이가 들어 새로운 인간관계를 맺으려면 어느 정도 에너지가 필요합니다. 특히 지역 동호회나 자치회처럼 오래된 조직에 들어가게 되면 스트레스를 받는 것도 사실입니다. 그래도 사람들과 교류하면서 생기는 스트레스와 교류하지 않고 고립되어 생기는 문제를 비교하면 단연코 사람들과 교류하는 편이 좋습니다. 치매나 치매 그레이 존 예방에 도움 될 뿐만 아니라 사람들과 어울리는 가운데 배울 점들이 대단히 많습니다. 더욱이 그 상대를 칭찬할 수 있다면(131쪽 참조) 반드시 자기 이익으로 되돌아옵니다.

역사 소설가 요시카와 에이지가 좋아했던 '나 이외 모든 이가 나의 스승이다.'라는 말처럼 어떤 사람이든 다른 사람에게는 배울 점이 있습니다. '이 사람에게는 나에겐 없는 면이 있어.' 이렇게 생각하며 상대의 이야기에 귀를 기울이고, 대단하다고 생각되면 솔직하게 칭찬해 줍시다. 이러한 생활의 반복이 인간관계 형성으로 이어지고, 동시에 인지기능 훈련에도 도움이 됩니다.

가족이 무심코 "오늘 몇 월 며칠이야?"처럼 시험해 보듯 묻는 말이 있습니다. 실제로 이런 질문은 당사자의 자존감에 상처를 줍니다. 상대방을 존중하는 마음을 반드시 기억해야 합니다. 치매 그레이 존은 물론, 치매에 걸린 후에도 증상이 심각하게 진행되지 않는 한 인격은 유지되기 때문입니다.

더불어 그에 못지않게 중요한 요소는 함께 사는 가족의 몸과 마음의 건강입니다. 혼자서 끌어안지 말고 적절히 쉬어가며 합시다. 누군가에게 도움도 받읍시다. 이 책에서 마지막으로 나누고 싶은 주제는 이러한 '가족의 마음가짐'에 대한 이야기입니다.

7장

치매 그레이 존에서 탈출하기 위해 가족이 할 수 있는 일

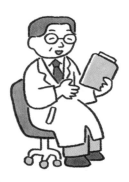
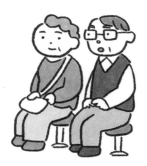

치매 그레이 존은
질병이다

치매 그레이 존 단계에서
알게 된 것은 오히려 희망

○

치매 그레이 존에서 탈출하려면 가족의 협력이 중요한 역할을 합니다. '말은 쉽지, 실천은 어렵다.'라고 생각할지도 모르겠지만 '쇠뿔도 단김에 빼라.'라는 말도 있습니다. 탈출을 목표로 지금까지와는 다른 방식으로 당장 접근해 봅시다.

당장 의식을 바꾸기가 말처럼 간단한 일은 아니라고 생각하나요? 당연히 그렇습니다. 불안한 마음도 잘 알고 있습니다. 다만, 가족에게 말씀드리고 싶은 점은 이 모든 증상들이 뇌의 병적 변화로 일어난다는 사실입니다. 당사자도 그 사실을 알고 있습니다. 잘 알고 있는데도 통제할 수 없게 되는 병이 바로 치매입니다.

이 장에서는 치매 그레이 존에서 탈출할 수 있는 대응 전략과, 그와 반대로 본격적인 치매로 가속화시키는 가족의 말과 행동을 자세하게 다룹니다. 너무 두려워할 필요는 없습니다. 오히려 치매 그레이 존 단계에서 알게 되었다는 사실에서 희망을 갖고 하나하나 실천해 봅시다. 이러한 긍정적인 마음은 틀림없이 치매 그레이 존 당사자에게 전달되어 탈출하도록 도울 것입니다.

실패나 실수는 다그치기보다 격려한다

"왜?", "어째서?"는 막다른 길로 몰아붙이는 말

치매 그레이 존에서는 실수나 실패가 빈번하게 발생합니다. 치매 그레이 존 당사자도 자각하고 있어서 '왜 이런 간단한 일도 못 하지?'라고 내심 답답해합니다. 그럴 때 실수를 지적받으면 자존심에 상처를 입어 분노를 억누르지 못하고 폭발하는 경우가 많습니다.

당사자는 '당신은 아무것도 몰라', '원래 나는 이런 사람이 아니었어.', '난 중요한 일을 해온 사람이야.'라는 등의 생각을 하게 되죠. 그런 마음을 이해하지 못하고 "왜?", "어째서?"처럼 실수한 이유를 물어본들 통하지 않습니다. 주위에서 비판적인 말만 한다면 당사자는 생활 습관을 개선하려는 의지나 의욕을 잃어버린 채 치매가 가속화됩니다.

회복으로 이끌기 위해서는 당사자의 말이나 행동을 부정하거나 원리원칙만을 내세우기보다는, 한 발짝 물러서서 본인이 수긍할 수 있는 방향으로 지혜롭게 이끌어 주는 편이 슬기로운 대응법입니다. 이 대응법의 키워드는 '나무라지 않고 격려하기'입니다.

U씨(49세, 남성)는 예전과 달라진 아버지(76세)에게 처음에는 짜증만 냈습니다. 하지만 아버지가 치매 그레이존이라는 사실을 알고부터는 '격려하기 작전'을 시도해 보기로 합니다. 한번은 아버지가 젊은 점원의 대응이 마음에 들지 않는다며 폭언하고, 집에 돌아온 후에도 화를 삭이지 못하고 가족들에게 "어쨌든 태도가 불쾌해."라고 토로한 적이 있었다고 합니다. U씨는 점원이 아니라 아버지가 이상하다고 생각했지만, 무조건 부정하기보다는 "그러게요. 어른에게 그런 태도를 보이

다니 괜씸하네요. 그 친구도 많이 배웠겠어요. 대단하신데요."라고 먼저 두둔했다고 합니다. 그러자 아버지는 조금 어리둥절해하면서도 자기 마음을 이해받은 것 같아 흡족했는지 "그렇지. 너도 그렇게 생각하지?"라며 화를 가라앉혔다고 합니다. U씨는 그 순간을 놓치지 않고 "그런데 아버지, 젊은 사람에게 너무 강한 투로 이야기하면 무서워할 테니 조금만 더 부드럽게 얘기하면 더 잘 알아들을 것 같아요."라고 전하자, 아버지는 아무 대답도 하지 않았지만 이해했다는 표정으로 조용히 방으로 돌아갔다고 합니다.

격려는 '이타와 호혜'의 경지

○

물론 그런 일이 시도 때도 없이 반복된다면 매번 너그럽게 대응하기 어려울지도 모릅니다.

그럴 때는 3장에서 언급한 이타와 호혜의 정신을 떠올려 봅시다. 부모님이 이해할 수 없는 말을 하면 일단 한 번 심호흡하고 나보다 남을 위한다는 마음으로 언젠가는 서로에게 도움이 되리라 생각하며, 나를 위해 상대방을 칭찬한다고 다시 생각해 보는 것입니다.

그러다 보면 신기하게도 부글부글 끓던 마음이 가라 앉습니다. 실제로 U씨 아버지도 격려하기 작전을 실행한 후부터는 불안정했던 심리 상태가 안정되었다고 합니다.

상대방을 격려한다면 적어도 분노의 화살이 여러분을 향하는 일은 없겠지요. 집안의 갈등이 줄고 평온한 일상을 보내게 됩니다. 나도 언젠가 나이가 들어 부모님과 비슷한 행동을 내 자녀에게 할지도 모른다고 생각하면, 이해하기 힘든 부모님의 말과 행동이 내 일처럼 느껴질 것입니다.

지어낸 말이라도
부정하지 말고 경청한다

길을 잃고는 '곤경에 처한 사람을
도왔을 뿐'이었다는 V씨

○

인지기능이 쇠퇴할수록 기억의 빈틈을 보완하려고 주변 사람에게 거짓말을 하게 됩니다. 대부분 거짓말인 것을 바로 알 수 있는 지어낸 이야기지만, 여하튼 치매로 보이지 않아야 한다는 일념으로 본인은 확실한 목적을 가지고 행동한다고 주장합니다. 혹은 거짓말하고 있다는 의식도 없고 기억도 없어서 '아마도 이러지 않았을까?'라는 상상을 통해 이야기를 순간적으로 꾸며내기도 합니다.

예를 들어, 치매 그레이 존에서도 증세가 상당히 진행된 V씨(80세, 남성)는 점심을 먹고 산책하러 나간 후 저녁이 되도록 돌아오지 않은 적이 있었습니다. 함께 생활하는 아들 내외와 아내가 걱정하며 찾으러 다니던 중 근처 편의점 앞 벤치에 앉아 있는 V씨를 발견했다고 합니다.

"이런 곳에서 뭐 하고 계시는 거예요?"라고 물어도 V씨는 멋쩍은 표정으로 입을 다문 채 아무 대답도 하지 않았습니다. 지쳐 보이는 V씨를 걱정한 가족들은 더 이상 캐묻지 않고 집으로 데리고 갔습니다. 집에 돌아온 후 V씨는 아무 일도 없었다는 듯 텔레비전을 보면서 조금 늦은 저녁을 먹고 있었습니다. V씨의 아내는 물어보기가 겁나 아무 말도 못 하고 있었는데 아들이 말문을 열었습니다.

"지금 텔레비전이 눈에 들어와요? 도대체 뭐 하셨던 거예요?"라고 약간 화난 어조로 다그쳤다고 합니다. 그러자 V씨는 텔레비전에서 눈도 떼지 않은 채 "아니, 길을 잃고 헤매는 사람이 있길래 집까지 바래다줬지. 그

러고 잠시 편의점 앞에서 한숨 돌리고 있는데 너희들
이 와서……."라고 작은 목소리로 대답했답니다. 아들
은 "정말로요? 적어도 전화라도 해줘요."라고 V씨를
질책했습니다. V씨의 아내는 조마조마하며 지켜볼 뿐
이었죠.

며느리의 지혜로운 대처

○

그러자 며느리가 이렇게 말했다고 합니다. "아버님,
무사히 돌아오셔서 천만다행이에요. 길 잃은 사람을 도
와주고 계셨을 줄은 꿈에도 몰랐지 뭐예요. 아무튼 무
사하셔서 다행이에요. 다음부터 늦어지면 꼭 연락해 주
세요." V씨는 알았다는 듯 "그래, 이만 자야겠구나."라
며 침실로 들어갔다고 합니다. 아들은 여전히 불만이
남아 있었지만 더 이상 추궁하지 않았고 결국 병원으로
상담을 온 것입니다.

| "거짓말!"이라고 대응하지 말고 |

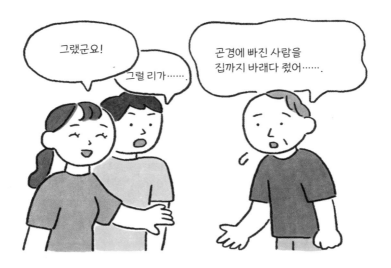

저는 그 이야기를 듣고 "며느님 대처가 지혜롭네요."
라고 말씀드렸습니다.

V씨의 아내와 아들은 그가 남편 또는 아버지로서 든
든했던 모습을 기억합니다. 그래서 변해가는 V씨의 모
습을 받아들이고 싶지 않았을 것입니다. 반면, 며느리
는 V씨의 젊은 시절을 모를 뿐더러 조금 거리를 두고
관찰할 수 있었습니다. 더욱이 시아버지가 치매 그레
이 존을 진단받은 후에는 치매에 관해 다방면으로 공

부해 놓았던 터라 이런 상황에 대해서도 알고 있었던 모양입니다.

가까운 가족이 V씨의 며느리처럼 제삼자의 시선으로 대처하기란 좀처럼 쉽지 않습니다. 그렇다고 해서 거짓말을 비난하거나 부정하는 것은 자존심에 상처만 줄 뿐 치매 그레이 존 탈출로 이어지지 않습니다. 말을 지어낸다면 왜 그런 거짓말을 하는지를 먼저 생각해 봐야 합니다.

V씨의 경우 치매가 아니고 잘 기억하고 있는 것처럼 보이고 싶어 '곤경에 처한 사람을 도와줬다.'라는 거짓말을 한 것입니다. 그런 마음을 잘 헤아려, 거짓말인 줄 알지만 "그러셨군요. 아주 좋은 일을 하셨네요."라고 건넨 따뜻한 한마디만으로도 당사자는 안도합니다. 이렇게 치매 그레이 존 당사자의 마음에 귀 기울인 말 한마디 한마디가 쌓여 당사자의 의욕을 높이고, 탈출로 이끄는 비결이 됩니다.

'이게 뭔지 알아?'라고
시험해 보면 안 되는 이유

사람은 시험당하면 상처받는다

○

"이 사람 누군지 알겠어?", "오늘 몇 월 며칠이야?", "어제 저녁에 뭐 먹었지?"

가족이 일상생활에서 흔히 하는 실수가 '이거 알아?'라는 확인 작업입니다. 어디까지 진행되고 있는지 알고 싶어서 자기도 모르게 물어보게 되는 마음은 이해합니다. 무심결에 물어볼 때도 많지요. 하지만 이런 질문은 절대 금물입니다. 꼬치꼬치 시험하는 듯한 질문을 받으면 당사자는 바보 취급당하는 기분이 듭니다. 더욱이 바로 대답하지 못하면 자신감을 잃게 되니 주의해야 합니다.

| '바보 취급하지 마!'라는 불쾌감도 있지만…… |

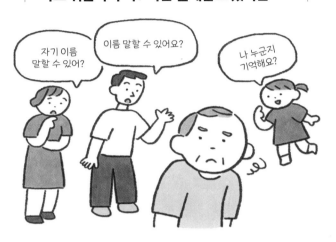

아내와 단둘이 사는 W씨(72세, 남성)는 인지기능 저하를 느끼고 있지만 평온한 일상을 보내고 있었습니다.

근처에 사는 딸 가족이 일주일에 두어 번 놀러 오는데, 그때마다 "아빠, 나 잊은 건 아니지?", "손녀 이름 말해 봐."라는 식으로 질문 공세를 펼칩니다. 딸은 그렇게 아버지의 뇌에 자극을 주려고 했지만, W씨는 스트레스가 이만저만이 아니었다고 합니다. 최근에는 4살 먹은 손녀마저 엄마 흉내를 내며 "나 누군지 알아요?"라거나 "내 이름 말할 수 있어요?"라고 묻게 되었다고 합니다. W씨로서는 눈에 넣어도 아프지 않을 손녀지만 4살 아이가 자기 이름을 기억하느냐고 물으면 기분이 좋지 않습니다. 그러다 보니 딸 가족이 와도 방에서 두문불출한 채 나오지 않게 되었다고 합니다.

이런 사례는 생각보다 많습니다. 가족들은 좋은 의도로 하는 행동일지라도 당사자에게는 스트레스가 될지도 모릅니다. 그 결과 W씨처럼 사람과 접촉을 피하게 되고 치매 그레이 존을 더 빨리 가속화하는 치명적인 요인이 됩니다. 치매 그레이 존 단계에서는 물론이거니와 치매를 앓더라도 증세가 상당히 진행되지 않은 한 인격은 유지됩니다. 아무리 가까운 가족 사이라도 당사자를 존중하는 마음을 잊지 말고 '소중한 아빠', '사랑하는 엄마', '사랑하는 남편(또는 아내)'이라는 마음으로 대하는 것이 중요합니다. 그 후에 생활 습관을 바로잡고 6장에서 소개한 7대 위험 인자를 개선할 수 있도록 지지해 준다면 탈출할 수 있을 것입니다.

폭언과 분노에
대처하는 방법

사람이 돌변하는 데는 이유가 있다

○

치매 그레이 존인 남성의 아내로부터 종종 이런 상담을 받곤 합니다.

"자상하던 남편이 갑자기 고래고래 소리를 지르며 화를 내거나 외출 중 짜증을 내는 일이 많아졌어요. 갈수록 사람이 변해가는 것 같아요. 도대체 어떻게 하면 좋을지 모르겠어요."

치매 그레이 존에 진입하면 화를 잘 참지 못하게 된다는 것은 앞서 이야기했습니다. 그러나 언급한 바와 같이 치매 그레이 존에서도 여전히 인격은 유지되고 있습니다. 이유 없이 폭언을 퍼붓거나 폭력적인 행동을 하는 경우는 드물며, 분노의 배경에는 당사자 나름대로 이유가 있습니다. 작은 실수에도 주위에서 "아, 또!"라는 식으로 대응한다면 그때마다 당사자는 스트레스를 받게 됩니다. 치매 그레이 존 단계에서는 아직 이성이 작동하고 있으므로 오히려 주변 사람에게 폐만 끼치는 자신을 책망하는 사람도 많습니다.

사사건건 반복해서 부정당하면, 특히 다그치듯 주의를 받으면 그 일이 불씨가 되어 인내심이 한계에 부딪히게 됩니다. 격한 어조로 고함을 지르거나 말이 순조롭게 나오지 않아서 난폭한 행동을 보이는 사람도 있습니다.

가족 입장에서 보면 '느닷없이 화냈다.', '폭력을 썼다.', '사람이 변했다.'라는 인상을 받게 되겠지요. 그러나 당사자로서는 그동안 마음속에 쌓아 두었던 끓어오르는 분노를 더 이상 억누르지 못하고 분출시켜 버린 상태입니다. 가족의 대응이 잘못됐다는 말이 아닙니다. 분노의 발단은 주변 사람의 말과 행동에 있었더라도 그

진짜 이유는 자신의 자존심에 상처를 입었거나 오해에서 비롯된 경우가 대부분입니다.

본인의 주장이 100% 틀렸더라도 치매 그레이 존에서는 감정 조절이 쉽지 않으므로 한 번 감정이 격해지면 스스로 다스리지 못할 때가 있습니다. 따라서 당사자가 화를 내기 시작하면 가족이 양보하는 편이 현실적입니다. 당사자는 미안하게 생각하면서도 자신이 유리한 입장이라고 여기는 것만으로도 심리적으로 여유가 생깁니다. 2살 아이가 떼를 쓰고 고집을 부려도 아이이기 때문에 이해하는 것처럼 '이 사람은 병 때문이니까 내가 져주자.'라고 생각하면 한결 마음이 편안해집니다.

다만, 존중하는 마음과 애정은 반드시 기억해야 합니다. 치매 그레이 존에 있는 사람의 분노는 자신감을 잃어버린 데 대한 표현입니다. 그 마음을 감추고 싶어 구태여 강하게 보이려는 것입니다. 그런 마음을 알고 내가 먼저 양보하자고 생각하는 것이 중요합니다.

두 번은 상대를 위해, 한 번은 나를 위해

○

그렇다고는 해도 지어낸 이야기에 매번 맞장구를 치거나 이유 없이 화를 내도 참아야 하는 생활을 하다 보면, 지지하는 가족의 몸과 마음이 지쳐버릴지도 모릅니다. 그래서 저는 "세 번 중 한 번은 가족들도 지혜롭게 스트레스를 털어냅시다."라고 조언합니다.

이해하지 못할 말과 행동이 세 번 있었다고 가정해 보지요. 그래도 두 번은 참아야 합니다. 그리고 세 번째는 마음속에 쌓인 불만을 가볍게 털어내 봅니다.

"그건 좀 아닌 것 같은데?", "소리 지르면 안 돼."처럼 상대를 부정하는 말이 아니라, 나는 이렇게 느끼고 이렇게 생각한다는 태도를 보이는 것이 포인트입니다. "나도 최선을 다해 노력하고 있어.", "매번 불평불만만 듣고 있으니까 힘들어."라는 식으로 속마음을 털어놓습니다. 마음속에 상대방을 존중하는 마음을 잊지 않는다면 괜찮습니다.

하지만 짜증을 참지 못하고 화를 내고 난 다음에는 '아픈 사람에게 내가 왜 그랬을까'라며 자책하기 마련이지요. 여기서 화를 내버리면 몇 배로 후회한다고 마음을 다잡고 두 번은 심호흡하고 참습니다. 그러나 세 번째는 나를 위해 털어냅니다. 이렇게 자신을 지키는 완급 조절이 필요합니다.

미래를 불안해하기보다
지금 할 수 있는 일에 집중한다

치매 그레이 존에서 발견했다면
오히려 전화위복

○

치매 그레이 존을 진단받으면 당사자보다 가족이 충격을 받는 경우가 많습니다. 앞으로 어떻게 될지 모르는 불안감으로 평정심을 잃게 되지요.

가족은 "여기저기 배회하고 다니게 되는 건 아니겠죠? 폭언과 폭력이 시작될까요?", "배설물을 입에 넣진 않겠죠?", "못해, 못해. 혼자서 다 짊어져야 한다니 도저히 감당할 수 없어."라고 생각하죠.

당사자는 "아이들에게 짐이 되고 싶지는 않아. 도대체 어떻게 하면 좋지?"라며 혼란스러워합니다.

저는 언제나 다음과 같이 이야기합니다. "치매 그레이 존은 충분히 회복 가능성이 있는 단계입니다. 앞으로 벌어질 일들을 미리 걱정하기보다는, 지금 이 순간부터 어떻게 하면 회복할 수 있을지를 생각해보고 지지해 주는 자세가 중요합니다."

치매 그레이 존이라고 진단받았다고 해서 당장 기억력을 상실하거나 다른 사람이 되지는 않습니다. 이미 치매에 걸린 사람이라도 1년 정도 지나야 '그러고 보니 예전 같지 않네.'라고 생각할 정도입니다. 1년 전에는 할 수 있었지만 최근 들어 할 수 없게 되는 일이 생기는 것이 보통입니다.

치매는 생활습관병의 하나입니다. 갑자기 발병해 순식간에 변하는 것이 아니라, 고혈압이나 당뇨병처럼 여러 해에 걸쳐 야금야금 진행됩니다. 따라서 치매 그레이 존 단계에서의 발견은 암으로 치면 조기 발견과 같다고 봅니다.

모든 사람이 탈출할 수 있다고는 장담하지 못하나 뇌

활성화에 도움이 되는 생활 습관을 명심한다면 진행을 최소한으로 억제하고 현재 상태를 유지하며, 나아가서는 회복까지 기대할 수 있습니다. '어떻게 하지? 어떡하면 좋지?'하고 불안해할 시간에 지금 당장 실천할 수 있는 생활 습관을 꼭 시작해 보세요. 그것이 치매에서 탈출할 수 있는 최고의 비법입니다.

마음이 망가지기 전에
도움을 구하자

돌봄 피로로 우울증에 걸린 X씨

치매 그레이 존의 사람이나 치매 환자를 돌보는 가족은 자기 혼자서 전체를 짊어지려고 하는 경향이 있습니다. 책임감이 강한 사람일수록 '내가 돌보지 않으면'이라고 생각하기 쉽습니다. 그러나 할 수 없는 일, 하기 싫은 일을 분명하게 밝히지 않으면, 언젠가는 한계에 부딪히고 맙니다.

전업주부 X씨(52세, 여성)도 마찬가지였습니다. X씨는 결혼 초부터 시부모님과 함께 살았습니다. 10년 전 즈음 시아버지가 뇌졸중으로 쓰러지고 돌아가실 때까지 5년 정도 집에서 돌봤습니다. 시아버지가 돌아가시고 얼마 후, 이번에는 시어머니가 치매 진단을 받고 방문 요양 서비스를 받아 가며 X씨가 간병을 도맡아 왔다고 합니다. 남편은 정년퇴직 후에도 친구들과 골프를 즐기며 어머니의 간병에는 전혀 관심이 없었다고 합니다. 30세가 된 아들도 치매를 앓는 할머니가 부담스러웠는지 부모님 집에 오는 날이 줄어 X씨가 전적으로 시어머니의 간병을 떠안았습니다.

그런데 50세가 넘어가면서부터 X씨의 상태가 이상해지기 시작했습니다. X씨는 지금껏 요양보호사나 방문 간호사에게 언제나 웃는 얼굴로 차를 대접하며 세심한 배려를 아끼지 않았는데 점점 말수가 줄더니 표정도 어두워졌다고 합니다. 급기야 누군가 집에 방문해도 멍한 표정으로 인사도 건네지 않게 되었습니다. 요양보호사가 X씨의 남편에게 이 심상치 않은 상황을 전하자 남편도 눈치채고 있었던 모양인지 그제야 어머니의 간병을 돕기 시작했습니다. 그 후 상황을 알게 된 아들도 주말에는 할머니의 간병을 돕게 되었고 엄마와 함께 지내는 시간을 늘렸습니다. 남편과 아들은 서툰 간병과 집안일로 하루하루 힘들었지만 이 모든 일을 지금까지 X씨 혼자서 해 왔다는 사실을 비로소 깨달았다고 합니다.

내가 해야 한다는 생각에서
벗어나야 마음이 회복된다

○

그렇게 X씨의 증상은 차츰 회복되어 갔습니다. 담당 의사의 진단에 따르면 돌봄 피로에서 비롯된 우울증이었다고 합니다. 앞서 이야기한 바와 같이 노년기 우울증은 치매의 대표적인 위험 원인입니다. X씨의 경우, 남편과 아들이 깨닫지 못했다면 결국 치매 그레이 존으로 진행됐을지도 모릅니다. 가족 세 명이 간병과 가사를 분담하게 되었고 X씨의 증상이 회복된 지 1년 정도 지났을 무렵, 가족이 지켜보는 가운데 치매를 앓던 시어머니가 돌아가셨습니다. X씨는 줄곧 '내가 하지 않으면 시어머니의 간병을 비롯하여 집안일이 돌아가지 않는다.'라고 생각했다고 합니다. 그러나 막상 시어머니를 돌볼 수 없는 상황이 되자 남편과 아들이 대신 해주었습니다.

'나 혼자서 모든 것을 끌어안지 않아도 된다.', '누군가를 의지하면 어떻게든 된다.'라는 사실을 깨달음으로써 X씨의 증상은 순조롭게 회복되었고 시어머니도 가족들의 따뜻한 보살핌 속에서 눈을 감을 수 있었습니다. 현명하게 누군가를 의지합시다. 치매를 앓는 가족만큼 여러분도 소중한 존재입니다.

치매에 대한
고민을 공유한다

마음을 나누며 위안을 받은 Z씨

○

치매인 시어머니를 홀로 돌보고 있는 Z씨(55세, 여성)는 어느 날 지친 듯 다음과 같은 말을 털어놓았습니다. "치매 간병은 끝이 보이지 않네요. 아무리 애를 써도 고마워하기는커녕 폭언이 쏟아질 때도 있어요. 잠깐 눈 돌린 사이 집 밖으로 나가버릴 때면 살아도 사는 것 같지 않아요. 이런 일상이 언제까지 계속될지도 모르고 내가 어떻게 돼버릴 것 같아 두렵습니다."

치매나 치매 그레이 존인 가족을 돌보며 미래에 불안

을 느끼고 힘들어하는 것은 당연지사입니다. 친구나 지인에게 털어놓아도 '쉬엄쉬엄해. 힘내. 용기 내.'라는 말뿐, 오히려 숨이 막힐 지경이지요. 그럴 때는 같은 어려움을 겪고 있는 사람들과 이야기를 나누는 것만으로도 마음이 후련해지곤 합니다.

저는 Z씨에게 치매 환자와 치매 환자의 간병인이 모이는 가족회*에 시어머니와 함께 참여해 보라고 권유했습니다. 최근에는 지역마다 다양한 이름으로 가족 간병인의 모임이 있습니다. 치매 카페에 가면 자신과 같은 고민을 공유할 수 있는 사람들을 만날 수 있습니다. Z씨는 지역의 치매 카페에서 이야기를 나누면서 자신도 위안을 얻었다고 합니다. 또, 치매를 앓는 시어머니가 즐거워하는 모습을 보며, 시어머니도 자신을 이해해 주지 않는 며느리에게 섭섭했음을 깨닫게 되었다고 말합니다. 물론 그 후로도 Z씨의 돌봄은 계속됩니다. 그래도 같은 생각과 경험을 공유할 수 있는 사람들과의 만남이

---

* 가족회 : 정식 명칭은 〈인지증의 사람과 가족회(認知症の人と家族の会)〉이다. 지역 단위로 결성된 치매 환자나 환자 가족을 중심으로 한 정기적인 자조 모임이다. 치매 당사자나 가족뿐만 아니라 자원봉사자나 의료진 등 지역사회 구성원은 누구나 참여할 수 있다. 우리나라의 경우 치매안심센터를 중심으로 마련되어 있다. - 역주

자신과 시어머니에게 희망을 주었다고 합니다.

고생담만 있는 것은 아닙니다. 치매 간병은 우연한 순간에 서로를 이해하게 되거나, 쇠퇴해 가는 뇌에 숨겨진 풍부한 감정을 깨닫고 희망이 생기는 것 같은 순간도 있습니다. 그런 체험을 공유함으로써 용기를 북돋고 따뜻한 마음을 되찾은 사례도 있습니다.

'나의 마음을 누군가 알아줬으면 좋겠다.'라고 생각하는 사람은 지자체에 문의하거나 인터넷 검색을 통해 치매 카페 및 커뮤니티에 연락해 보기를 적극 추천합니다.

병원 진료를 거부하는 가족을
자연스럽게 병원으로 이끄는 요령

의심스러우면 망설이지 말고
치매 전문의에게 진료를

○

치매로 의심되는 때가 늘어도 곧장 치매 전문의에게
데리고 가야겠다고 생각하는 사람은 의외로 적습니다.
'우리 아빠만큼은 그럴 리 없어.', '아내가 치매일 리가
없지.'라고 부정하며 어떻게 할지 망설이는 사이 치매
로 진행되어 버리는 경우가 많습니다.

치매 그레이 존에 들어서면 당사자도 자신의 이상 징
후를 느낍니다. 하지만 보통은 절대 인정하려 들지 않

습니다. 저도 역시 같은 상황에 놓였다고 생각하면 병원 진료를 주저하는 마음이 이해가 갑니다. 그렇더라도 치매는 조기 발견, 조기 대응이 가장 중요합니다. 치매 그레이 존 단계에서 발견할 수 있다면 이 책에서 소개한 자기 관리법을 통해 충분히 탈출할 가능성이 있다는 점을 꼭 명심해야 합니다.

남성은 '유인 작전', 여성은 '포옹 작전'

○

치매 그레이 존 단계에서는 본인도 이미 혼란을 겪고 있으므로 가족이 병원으로 유도하기 어려운 경우가 많습니다. "병원은 왜 가야 하는데?", "내가 치매에 걸렸다는 거야?"라고 반발하기 쉽습니다. 이때 상대가 남성이면 진료받도록 유도하는 요령이 있습니다. 말하자면 아내가 미끼가 되어 "요즘 내가 건망증이 심해 걱정이에요. 여보, 병원에 같이 가 줘요."라고 부탁하는 겁니다. 그러면 보통 남성들은 "내가 같이 가줄 테니까 걱정하지 마."라며 솔선수범해서 병원까지 동행해 줍니다.

남성에게 효과적인 '미끼 작전'

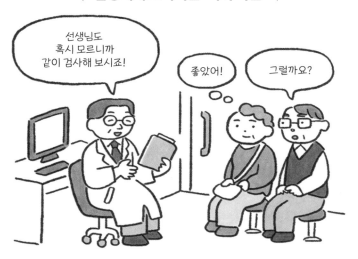

미리 병원에 연락해 두면 치매 전문의가 노련하게 대응해 줍니다. 아내를 진료하는 척하면서 "선생님도 함께 검사해 보시면 어떨까요?"라며 넌지시 의향을 물으며 아내와 함께 진료받는 것으로 한다면 남성들은 비교적 순순히 허락합니다. 검사 결과 치매 그레이 존이나 치매로 판명되더라도 의사가 합리적으로 설명해 주면 수긍한다는 점이 남성들의 특징입니다.

반면, 아내가 치매 그레이 존이 의심될 때 남편이 위

와 똑같은 유인 작전을 쓴다면 의외로 실패하기가 쉽습니다. 남자들은 요령이 없어서인지, 아내는 평소와 다른 남편의 모습에서 수상함을 바로 알아차리고 "그렇게 걱정되면 혼자 다녀오면 되잖아."라고 대답해 버립니다. 아내나 어머니 등 여성을 병원으로 이끌려면 섣불리 작전을 세우기보다는 '내가 설마 치매는 아니겠지', '치매일까봐 두렵다.', '어떻게 해야 하지?'라는 당사자의 마음을 헤아려 주고 희망적인 말을 건네봅시다. "어쨌든 당신이 무척 걱정돼. 지금은 치매 의료가 굉장히 발전되어서 빨리 발견하면 회복할 수 있다니까 병원에 한번 가보자."라고 설득하면서 치매를 극복한 사례를 들려주면 더욱더 든든해할 것입니다.

치매 전문의를 찾을 때는 인터넷에서 '사는 지역, 치매, 전문의' 3개의 키워드로 검색하면 됩니다.

눈부시게 발전하는
치매 의료

◆ **획기적인 치료제 '레켐비'의 승인**

  치매 그레이 존 및 알츠하이머병 치료제는 지금까지 증상을 완화하는 대증 치료제뿐이었습니다. 그러나 2023년 8월 획기적인 치료제가 일본에서 승인되었습니다. '레켐비'라는 치료제입니다.

  레켐비는 일본 제약회사 에자이사가 주축이 되어 개발한 치료제입니다. 뇌에 침착된 아밀로이드 베타를 제거하는 작용을 하며, 그 효과가 인정되어 미국에서는 2023년 7월에 알츠하이머병 치료제로 정식 승인되었습니다.

  아밀로이드 베타는 10년 이상 오랜 시간을 거쳐 신경섬유 덩어리로 변해 뇌에 쌓인다고 추정합니다. 덩어리가 된 아밀로이드 베타를 제거하는 데 초점을 맞춘 치료제는 이미 개발됐습니다. 그러나 레켐비는 아밀로이드 베타의 응집을 막고 최종적으로 인체의 면역 세포가 아밀로이드 베타를 제거하도록 유도하는 것이 특징입니다.

레켐비를 투여한 환자는 위약*을 투여한 환자보다 1년 반 후 인지기능 저하가 약 27% 억제되어 질병 진행 속도를 늦췄다는 결과가 국제 학회에서 발표되었습니다. 이처럼 인지기능 저하를 늦추는 효과가 입증된 최초의 치료제로서 전 세계가 레켐비의 효능을 주목하고 있습니다.

4년 전부터 우리 병원에서도 치매 그레이 존과 알츠하이머병 환자를 대상으로 정맥 주사를 통해 레켐비를 투여하는 임상 실험을 하고 있으며, 확실한 성과를 얻고 있습니다.

예를 들어 A씨(70세, 여성)는 요리하는 데 어려움을 겪었고 기억력 감퇴도 심했습니다. 검사 결과 치매 그레이

---

* 위약 : 효과 비교를 위한 가짜 약. - 역주

존으로 확인되었고, 본인과 가족의 동의를 얻어 레켐비 투여를 시작했습니다. 투약 2년째를 맞이하고 있지만 현재 치매 증상의 진행은 분명히 억제되고 있습니다.

◆ 치매 의료의 문제점과 앞으로의 희망

한편, 레켐비는 몇 가지 논란이 있습니다. 첫 번째로는 부작용입니다. 레켐비를 투여하면 뇌혈관 주위가 붓거나 뇌출혈을 일으킬 수 있다고 보고되었습니다.

두 번째로는 레켐비를 사용할 수 있는 환자는 뇌에 아밀로이드 베타 축적이 확인된 초기 알츠하이머병 환자로 국한된다는 점입니다. 아밀로이드 베타의 축적을 확인하려면 현재로서는 주로 PET(양전자 방출 단층촬영)라 불리는 검사가 필요하지만, PET 검사는 비용이 많이 들고 설치된 의료 기관이 한정되어 있다는 단점이 있습니다. 척수 수액을 채취하는 검사로도 아밀로이드 베타의 축척을 알아볼 수는 있으나 환자의 몸에 부담이 크다는 점이 문제가 됩니다. 더욱이 레켐비 자체의 가격이 비싸다는 점도 레켐비 보급에 걸림돌이 되리라 봅니다.

현시점에서는 '레켐비의 등장으로 치매가 해결된다!'

라고는 장담할 수 없습니다. 앞에서 설명한 방법들로 치매 예방에 노력하는 것이 기본이라는 점은 변하지 않습니다만, 치매 진행을 막는 신약 개발은 환자와 가족에게는 큰 희망이라는 점은 명백합니다.

'혹시 치매인가?'하는 생각이 들어도 병원 가기가 두려워 미뤄온 사람도 많을 것입니다. 그러나 새로운 희망이 보이는 현 시점에서는 되도록 빨리 발견하는 편이 유리하다는 점은 분명합니다. 특히 치매 그레이 존 단계라면 회복할 소지가 충분하므로 조기 발견과 진단이 가장 중요합니다.

치매를 맞이한 시절에는
치매도 나쁘지 않다

이 책에서는 자신의 뇌가 '요즘 좀 이상한데?'라고 느끼는 사람이나, 치매 그레이 존(MCI : 경도인지장애)으로 진단받은 사람이 건강한 뇌로 회복할 수 있는 마음가짐과 예방법을 되도록 알차게 담았습니다. 물론, 저도 일상생활 속에서 늘 유념하며 실천하고 있습니다.

하지만 이렇게 예방에 힘쓰고 있는 저 또한 언젠가는 치매에 걸려버릴지도 모르지요. 오랜 세월 치매를 앓는 분들을 진료하다 보면 '나이가 들면 치매에 걸리는 것도 당연하구나.'라는 생각이 들기 때문입니다.

에도 시대 후기의 승려 료칸은 '죽음을 맞이하는 시절에는 죽는 것이 좋다.'는 말을 남겼습니다. 정확히는 '재난을 맞이한 시절에는 재난을 만나는 것이 좋고, 죽음을 맞이한 시절에는 죽는 것이 좋다. 그것이 재난을 모면하는 묘법이로다.'라고 합니다. 느닷없이 왜 냉혹한 말을 하는 걸까 싶겠지만, '어떻게든 되겠지.'라는 가벼운 마음가짐이 똑같은 재난을 당하더라도 피해를 최소화하는 방법, 즉 '재난을 모면하는 묘법'이라고 봅니다.

수많은 치매 환자를 진료해 오면서 진행 속도와 경과는 천차만별이라고 생각하게 되었습니다. 비탈길에서 굴러떨어지듯 빠르게 악화되는 분도 있지만, 2년이 지나고 3년이 지나도 그대로인 분도 있습니다. 오히려 후자가 더 많다는 느낌이 듭니다. 그런 분들은 하루하루를 평온하게 지내는 가운데 천수를 누린다는 인상을 받기까지 합니다. 즉, 치매에 걸렸다고 해서 그렇게 절망적이지만은 않다는 것입니다.

료칸의 말을 빌리자면 '치매를 맞이한 시절에는 치매도 나쁘지 않습니다.'라는 마음가짐으로 일상생활 속에서 실천할 수 있는 예방법을 따라 노력하는 것, 이것이 저의 묘법입니다.

치매 전문의 아사다 다카시

치매를 이기는 뇌

초판 발행 · 2024년 9월 11일

지은이 · 아사다 다카시
옮긴이 · 장윤정
발행인 · 이종원
발행처 · ㈜ 도서출판 길벗
출판사 등록일 · 1990년 12월 24일
주소 · 서울시 마포구 월드컵로 10길 56(서교동)
대표전화 · 02)332-0931 | 팩스 · 02)323-0586
홈페이지 · www.gilbut.co.kr | 이메일 · gilbut@gilbut.co.kr

편집 팀장 · 민보람 | 기획 및 책임편집 · 방혜수(hyesu@gilbut.co.kr) | 제작 · 이준호, 손일순
마케팅 · 정경원, 김진영, 조아현, 류효정 | 유통혁신 · 한준희 | 영업관리 · 김명자 | 독자지원 · 윤정아

표지 디자인 · 곰곰 사무소 | 본문 디자인 · 말리북 | 교정교열 한진영
CTP 출력 · 인쇄 · 상지사 | 제본 · 신정문화사

ISBN 979-11-407-1070-6(03510)

(길벗 도서번호 020252)

정가 17,000원

독자의 1초까지 아껴주는 길벗출판사
㈜도서출판 길벗 | IT교육서, IT단행본, 경제경영서, 어학&실용서, 인문교양서, 자녀교육서 www.gilbut.co.kr
길벗스쿨 | 국어학습, 수학학습, 어린이교양, 주니어 어학학습, 학습단행본 www.gilbutschool.co.kr